CONTRIBUTION A L'ÉTUDE

DU

TRAITEMENT CHIRURGICAL

DE LA

PERFORATION INTESTINALE

SURVENANT AU COURS DE LA FIÈVRE TYPHOÏDE

PAR

le Dʳ E. PÉDARRÉ

De l'Université de Paris

LIBRAIRIE MÉDICALE ET SCIENTIFIQUE
JULES ROUSSET
PARIS. — 36, Rue Serpente. — PARIS
EN FACE LA FACULTÉ DE MÉDECINE
—
1902

CONTRIBUTION A L'ÉTUDE

DU

TRAITEMENT CHIRURGICAL

DE LA

PERFORATION INTESTINALE

SURVENANT AU COURS DE LA FIÈVRE TYPHOÏDE

PAR

le D' E. PÉDARRÉ

De l'Université de Paris

LIBRAIRIE MÉDICALE ET SCIENTIFIQUE
JULES ROUSSET
PARIS. — 36, Rue Serpente. — PARIS
EN FACE LA FACULTÉ DE MÉDECINE

1902

A MES PARENTS

Particulièrement à ceux pour qui
Abnégation à mon égard
Fut toujours synonyme de devoir.

A MES AMIS

A MES MAITRES

A MONSIEUR LE DOCTEUR MAUCLAIRE

PROFESSEUR AGRÉGÉ A LA FACULTÉ DE MÉDECINE

CHIRURGIEN DES HÔPITAUX

A MON PRÉSIDENT DE THÈSE

MONSIEUR LE PROFESSEUR LE DENTU

PROFESSEUR DE CLINIQUE CHIRURGICALE

MEMBRE DE L'ACADÉMIE DE MÉDECINE

OFFICIER DE LA LÉGION D'HONNEUR

INTRODUCTION

Au moment où nous allions terminer nos études médicales, M. le Dr Mauclaire, professeur agrégé, eut l'obligeance d'attirer notre attention sur un de ses petits malades. Celui-ci, couché au lit n° 11 de la salle Bilgrain de l'hôpital des Enfants-Malades, venait d'être opéré pour une péritonite consécutive à une perforation de l'intestin grêle au cours de la fièvre typhoïde.

L'observation complète de ce cas est relatée au chapitre dernier, nous y renvoyons le lecteur : la partie médicale nous a été bienveillamment communiquée par M. le Dr Méry.

Frappé de l'amélioration qu'amena chez ce petit malade l'intervention chirurgicale, nous avons voulu rechercher dans la littérature médicale, les faits analogues récemment publiés, afin d'en tirer, au point de vue du diagnostic et du traitement, quelques conclusions utiles.

Nous n'insisterons pas sur l'étiologie, la pathogénie, la symptomatologie et l'anatomie pathologique des perforations intestinales qui constitueront autant de divisions de notre travail.

Nous nous étendrons davantage sur le diagnostic qui demande à être fait de très bonne heure et d'une façon précise pour permettre au traitement chirurgical d'être suivi de succès.

Avant de commencer notre travail, qu'il nous soit permis de remercier ici M. Mauclaire de la bienveillance marquée avec laquelle il nous a guidé dans nos recherches et des conseils éclairés qu'il nous a donnés si souvent. C'est grâce à lui que nous avons entrepris cette étude et si quelque intérêt s'y attache, la plus grande part lui en revient.

Nous ne saurions oublier de marquer notre vive reconnaissance à notre ami Maucel qui n'a pas hésité à sacrifier quelques moments bien précieux, pour les consacrer à la traduction de nombre d'observations contenues dans la littérature de langue anglaise. Insister serait méconnaître le dévouement dont il est capable, nous ne le voulons pas.

Que tous ceux qui ont contribué par leurs doctes enseignements, tant à Lille qu'à Paris, à notre éducation médicale, daignent accepter et nos remerciements et l'assurance de notre profonde gratitude.

M. le Professeur Le Dentu a bien voulu nous faire l'honneur d'accepter la présidence de cette thèse ; qu'il reçoive nos meilleurs remerciements.

CHAPITRE PREMIER

Généralités

Age de la maladie au moment où se produit la perforation. — Relations entre cette époque et l'acte opératoire. — Siége. — Nombre. — Dimensions. — Anatomie pathologique.

Les thèses les plus récentes, publiées et soutenues à Paris, traitant plus ou moins notre sujet sont celles de Mauger et de Junqua. La première comprend surtout la statistique la plus importante, l'auteur y réunit, en effet, quatre-vingt-quinze cas. Dans la seconde ce nombre est porté à cent un cas. Nous avons, pour notre part, réuni soixante-trois observations touchant plus ou moins notre sujet, ce qui complète, jusqu'à ce jour, les statistiques de nos collègues.

De ces soixante-trois cas, il en est qui ne furent pas opérés, d'autres où il y eut erreur de diagnostic et où on ne trouva pas de perforation, d'autres, enfin, qui furent suivis de mort avant qu'on eût le temps d'intervenir. Nous n'avons retenu, donc, que cinquante-quatre cas où la perforation existait et où l'intervention eut lieu.

Au point de vue de la date d'apparition, la perforation s'est établie comme il suit :

Première semaine	3 fois
Deuxième semaine	9 fois
Troisième semaine	13 fois
Quatrième semaine	11 fois
Cinquième semaine	7 fois
Sixième semaine	2 fois
Septième semaine	2 fois

C'est donc bien toujours, comme le prétendent les auteurs, à la troisième semaine, que la perforation se produit le plus souvent.

Nous en avons relevé, en outre, pour compléter le nombre, *cinq* cas au cours d'une rechute et *deux* cas pendant la convalescence.

Cette date d'apparition joue-t-elle quelque rôle pour ce qui concerne l'issue de l'acte opératoire ? Dépouillons, pour nous en rendre compte, les observations de nos malades ; nous trouvons que :

Des 3 frappés pendant la 1ʳᵉ semaine 2 sont morts 1 a guéri
   9 —   — 2ᵉ — 3 — — 6 ont guéri
  13 —   — 3ᵉ — 10 — — 3 — —
  11 —   — 4ᵉ — 9 — — 2 — —
   7 —   — 5ᵉ — 6 — — 1 a guéri
   2 —   — 6ᵉ — 1 est mort 1 a guéri
   2 —   — 7ᵉ — 2 sont morts
   5 —   — rechute 1 est mort 4 ont guéri
   2 —   — convalescence 1 — — 1 a guéri

Donc, d'après ces chiffres, l'intervention aurait plus de chances de réussir au début de la fièvre typhoïde, au moment où l'infection typhique n'a pas encore eu le temps d'acquérir sa néfaste influence, ou bien au moment d'une rechute où d'une convalescence. En tout cas, le moment où apparaît la perforation, ne constitue pas, quel qu'il soit, une contre-indication à l'intervention.

Nous avons noté 11 fois la coexistence de l'hémorrhagie intestinale, ce qui donne un rapport de 1 sur 5 ; faut-il voir en cette autre complication de la fièvre typhoïde un phénomène qui causerait à son tour la perforation ? La proportion est assez minime. Quoi qu'il en soit il faudrait voir en elle un signe de fâcheuse augure car des onze malades qui présentèrent ces hémorrhagies, deux seulement guérirent.

Le siège de la perforation est presque constamment le même ; en effet, dans la plupart des cas, elle occupe la partie terminale de l'ileum à un point qui varie de 2 centimètres à 1 mètre de la valvule iléocœcale. La distance de 1 mètre paraît être un maximum rarement atteint car nous n'avons trouvé qu'un seul cas (Obs. 28) où elle siégeat au delà. Par contre, il est presque constant de la trouver sur une distance de 30, 40 et 50 centimètres.

Elle se trouve également rarement sur le gros intestin ; quant à sa présence sur l'appendice, nous l'avons notée une fois ; sur le diverticule de Merkel nous n'en avons pas trouvé de cas. Une seule fois, elle siégeait sur le côlon ascendant ou le côlon transverse et il s'agissait d'ulcérations multiples existant chez le même individu sur le gros intestin (Obs. 31).

L'unicité de la lésion, est de règle générale ; dans peu de cas seulement, on a trouvé deux perforations encore faut il faire remarquer que certaines sont une trouvaille d'autopsie (Obs. 43 et 47) ; d'autres nécessitent une seconde intervention (Obs. 41).

Les *dimensions de la perforation* ne sont point considérables et il est frappant de trouver sur une large ulcération indurée un orifice de si petite lumière. Les auteurs, en effet, pour exprimer la largeur de la perforation, prennent comme point de comparaison les corps de petit volume (tête d'épingle, chaton d'aiguille, pointe d'un crayon); exceptionnellement, il s'agit de perforations atteignant le volume d'un pois, d'une lentille ou d'une pièce de 1 franc.

Les lésions de la péritonite généralisée consécutive n'ont rien de bien particulier ; outre la congestion de l'intestin et du péritoine, on trouve un liquide séreux ou séro-purulent, le plus souvent sale, de couleur foncée, gris ou brun, rarement clair, et contenant soit des matières fécales, soit des débris alimentaires (lait caillé). Un exsudat blanchâtre tapisse enfin l'intestin.

La péritonite peut se localiser et on trouve alors l'ébauche d'une collection liquide entre deux anses d'intestin qu'agglutinent des adhérences lâches (Obs. 16) mais précisément en raison de la friabilité des tissus qui permettraient l'enkystement du contenu de l'intestin, on ne peut guère compter sur ce mécanisme de guérison. Néanmoins, le fait s'est produit et M. Mauclaire nous a communiqué oralement l'histoire d'un malade chez qui il avait dû intervenir à la quatrième semaine d'une fièvre typhoïde au cours de laquelle s'étaient montrés des symptômes de péritonite. Le malade présenta à la région du flanc droit une tumeur qui n'était autre chose qu'un abcès enkysté contigu à l'intestin et contenant des matières fécales ; il fut évacué, et le malade guérit ultérieurement de sa fistule stercorale. (Obs. 65.)

<h1 style="text-align:center">CHAPITRE II</h1>

Symptomatologie de la perforation typhique

*Tableau de la perforation. — Valeur de
chaque signe. — Leucocytose.*

Quels sont, maintenant, les symptômes de la perforation ! Le plus fréquemment, voici comment se passent les choses :

1re période.— Le malade dont la fièvre suit le cours normal d'une fièvre typhoïde ou bien en pleine convalescence est tiré brusquement de sa torpeur ou encore est subitement réveillé par une *douleur* qu'il localise à l'abdomen. Ceci se produit, soit sans cause appréciable, soit encore à l'occasion d'un mouvement voulu ou pas (efforts pour aller à la selle, pour sortir du bain, pour se lever. (Obs. 12, 22.) Cette douleur peut être telle qu'elle arrache des cris au malade (Obs. 20, 15, 60), nécessitant quelquefois l'emploi de la morphine (Obs. 15) forçant l'attention même des malades délirants (Obs. 14).

Le malade tombe dans le *collapsus*. On constate la *cyanose* des ongles, des lèvres ; une sueur visqueuse couvre tout le corps, les extrémités se refroidissent ; la plus *grande anxiété* se peint sur le visage du malade ; ses yeux s'excavent, ils sont brillants ; le nez se pince, on constate le battement des narines ; le *pouls* augmente de *fréquence*, devient filiforme, enfin en général, il y a une modification du côté de la température.

2e période. — Dans une *seconde période* consécutive, la température est élevée et les vomissements apparaissent ; le faciès est absolument péritonéal ; le visage pâlit de plus en plus, un cercle noirâtre permet, par contraste, de remarquer l'éclat anormal des yeux, les traits se tirent. Il y a aussi quelques modifications, du côté de l'élément douleur ; tantôt le point primitif (épigastre ou flanc) disparaît pour s'accuser davantage à la région de la fosse iliaque droite ; tantôt il se généralise à tout l'abdomen, mais avec prédominance à la région de l'appendice. Les *mouvements respiratoires* sont modifiés : l'abdomen ne contribue plus à l'acte inspiratoire ou expiratoire grâce à la synergie de ses muscles qui tendent à la plus grande immobilité possible ; la respiration revêt le type thoracique pur (Obs. 58, 59).

En même temps, le ventre est d'une *sensibilité exquise :* les spasmes musculaires apparaissent ; tantôt il **y** a distension des parois, tantôt celles-ci ne varient pas de leur état normal. Le tympanisme survient, quelquefois très vite et très considérable. Les muscles deviennent de plus en plus rigides, prennent la consistance du bois selon la comparaison qu'on trouve fréquemment dans les observations des chirurgiens américains. Enfin, à la percussion, on constate une sonorité s'étendant à tout l'abdomen et jusque dans l'hypochondre droit, où on ne peut plus percevoir la matité hépatique normale. On peut constater également des phénomènes douloureux du côté de l'appareil uro-génital (rétraction du testicule), douleur localisée au gland (Obs. 11) et du côté du rectum (Obs. 21).

3ᵉ période. — Enfin survient le hoquet, la respiration est tout à fait superficielle, les signes précédents s'accusent de plus en plus et la mort survient dans 48 ou 72 heures.

Tel est le tableau complet qu'on rencontre quelquefois, celui qu'on peut décrire en coordonnant les symptômes présentés par plusieurs malades ; mais la réunion de tous ces signes est chose rare ; il faut donc rechercher la valeur de chacun d'eux afin de pouvoir établir une bonne base pour le diagnostic.

La *douleur* ne manque jamais : plus ou moins intense, accompagnée de quelque autre signe. Elle peut cependant s'installer sournoisement par de petites poussées qui peuvent ne point forcer l'attention du malade ou celle du chirurgien. Dans le cas relaté à l'observation 2, par exemple, où elle coexistait avec une hémorrhagie, ce symptôme ne présenta rien de spécial à tel point que l'intervention ne fut pas nécessaire, mais l'autopsie vint démontrer l'existence de la perforation.

Mais c'est là chose rare; le plus souvent, en effet, la douleur est violente et subite d'emblée, localisée ou généralisée.

Quand la perforation est sur le point de se produire on peut n'observer qu'un malaise; celui-ci progressivement, au fur et à mesure que les tuniques de l'intestin se désagrègent, augmente d'intensité, traduisant ainsi au dehors les progrès de la péritonite; il vient un moment enfin où la douleur occupe tout l'abdomen au point de rendre impossible la moindre palpation.

Les *modifications du pouls* sont immédiates et ne manquent presque jamais de se produire. D'après bien des observations de malades chez lesquels il fut possible de se rendre compte de l'état du pouls quelques instants avant l'apparition des premiers symptômes de la perforation, on peut voir combien est précieux ce signe pour le diagnostic; subitement, dans l'espace de quelques instants, le nombre des pulsations augmente de 20, 30 par minute (Obs. 23, 58). Le pouls devient en outre filiforme, à peine perceptible et dépressible; ce changement brusque au point de vue du volume et de la fréquence, ne peut manquer de sauter aux yeux du clinicien et de l'avertir de l'imminence du danger. On pourra quelquefois rencontrer du dicrotisme (Obs. 4).

Qu'observe-t-on du côté *de la température ?* En 1896, lors de la retentissante discussion que souleva, à l'Académie de médecine, le rapport de M. le professeur Dieulafoy sur le sujet qui nous occupe, les auteurs donnèrent des avis différents. L'auteur du rapport concluait à a fréquence de l'hypothermie et M. Lereboullet, au contraire, à celle de l'hyperthermie. Nous avons eu occasion de rencontrer trois observations dans lesquelles les auteurs reproduisaient le graphique de la courbe de température de leur malade.

Il se trouve précisément que les trois malades ont présenté une courbe de température bien différente et surtout une modification tout à fait opposée au moment où se sont manifestées les vives douleurs symptomatiques de la perforation. En effet, tandis que la courbe du malade qui fait l'objet de l'observation 1 ne se modifie pas, celle du malade de M. Poisson (Obs. 2) tend à l'hypothermie et celle du malade de M. Vignard (Obs. 3) remonte en hyperthermie. Nous ne nous sommes pas astreints à dresser le tableau de la température pour les malades qui ont fourni les matériaux de nos observations mais nous pouvons, au hasard, rapprocher de chaque cas certains autres non moins nets :

Ascension de la température

Observations : 14, 25, 29, 34, 36, 47, 48, 55, etc.

Abaissement de la température

Observations : 15, 21, 30, 35, 37, 39, 40, 44, etc.

Pas de modifications de la température

Observations : 12, 24, 33, 42, 45, 46, 59, etc,

Donc, il ressort bien de tout ceci que le clinicien ne peut guère trouver dans l'examen de la température, un signe certain pour asseoir le diagnostic, puisqu'il peut se trouver des cas où elle ne se modifie pas.

L'examen *du facies* du malade est autrement précieux. Il est fatal, en effet, pour le médecin, qui voit son malade tous les jours, de remarquer le changement survenu subitement dans l'expression du visage, les modifications des traits, l'éclat des yeux, la saillie et la congestion de la région malaire, le facies péritonéal.

La rigidité musculaire constitue un signe de grande valeur, elle apparait d'assez bonne heure, surtout du côté où le malade a accusé les premières douleurs (Obs. 18, 49), mais on constate assez vite que les parois de l'abdomen deviennent rigides. Toutefois, il ne faut pas davantage s'attendre à rencontrer constamment ce signe, car nous avons pu relever des cas (Obs. 5, 26, 49) où l'abdomen resta souple et dépressible.

Il en est de même de la suppression de la matité hépatique, ce signe paraît se manifester d'une façon assez tardive et ne se produit pas constamment. Plus fréquent serait le tympanisme abdominal.

La perforation s'est depuis longtemps établie quand les vomissements apparaissent, et encore manquent-ils quelquefois (Obs. 33, 50, 64).

Leur nature est très variable: ils sont tantôt alimentaires, tantôt bilieux (Obs. 28), tantôt fécaloïdes.

On peut constater quelquefois de grands frissons; quant au hoquet, il constitue un symptôme trop tardif indiquant une réaction péritonéale trop avancée pour lui accorder quelque crédit.

Enfin il est un point de cytologie sur lequel quelques auteurs paraissent beaucoup compter; nous voulons parler des variations de la leucocytose après une perforation de l'intestin.

Dans le cours de la fièvre typhoïde, c'est-à-dire au moment où apparaîtra la complication le plus souvent, le nombre des leucocytes se trouve moindre qu'à l'état normal et qu'au début de l'affection, période où on peut constater une élévation passagère. Si, par conséquent on fait à ce moment la numération des globules blancs, ou mieux, si on compare les résultats de cette numération avec ceux d'une autre numération déjà faite et si on trouve une augmentation de cellules lors de la seconde opération, l'on est en droit de conclure à la possibilité d'un processus phlegmasique.

Nous avons trouvé douze cas où cette numération avait été faite, six d'entre eux ont été réunis par Russell, les six autres sont les cas publiés par Briggs.

Les cas qui paraissent les plus démonstratifs sont ceux de Briggs, relatés dans les observations 13 et 15.

La leucocytose augmente en effet de façon considérable et la numération des globules faite dans le même temps que s'installent la douleur et la distension abdominale, donne un chiffre élevé : 31.600 dans un cas et 13.200 dans un autre.

De même, deux des malades de Russell (Obs. 5 et 10) présentent une augmentation typique du nombre des leucocytes, l'examen du sang de l'un permet de compter 28.000 globules blancs et celui du second 32.000.

Cependant, pas plus que l'examen de la température, de l'état des parois abdominales, du tympanisme, etc., celui de la leucocytose ne paraît pas devoir fournir un signe pathognomonique de diagnostic. Et en effet, la lecture des observations 8 et 9 est bien de nature à ébranler la confiance du clinicien. Voici en effet deux malades qui présentent une leucocytose anormale ; le chirurgien intervient et ne trouve pas plus de perforation que de péritonite. Autre constatation décevante, le malade qui fait l'objet de l'observation 7 présente une leucocytose normale et cependant son intestin est perforé et parsemé d'ulcérations.

CHAPITRE III

Diagnostic

Cas où on méconnaît la fièvre typhoïde — Cas où il faut distinguer la perforation des autres complications pouvant se montrer au cours de cette affection.

Il s'agit maintenant, après avoir examiné les signes propres à la perforation, de la distinguer des autres affections qu'il est possible de rencontrer au cours de la dothiénentérie ou encore des cas qui peuvent se rencontrer en dehors d'elle et auxquels on pourrait penser quand on méconnaît l'existence de cette fièvre typhoïde ; ceci pourrait arriver si on a, par exemple, affaire à un malade atteint d'une typhoïde ambulatoire.

Supposons, d'abord, que la fièvre typhoïde soit méconnue : le malade est dans le collapsus, le pouls est rapide et filiforme, le facies est celui d'un individu atteint de péritonite.

Pour écarter l'idée de hernie étranglée, il faudra examiner soigneusement les orifices susceptibles de livrer passage à l'intestin ; la douleur existe à un point bien localisé. L'interrogatoire du malade permettra de savoir s'il était porteur d'un bandage et s'il connaissait l'existence de la hernie.

Dans l'une des observations que nous avons rencontrées, la douleur fut brusque et l'administration d'un lavement fut sans résultat ; le chirurgien ne pouvant obtenir de selles, fit le diagnostic d'obstruction intestinale. Et, en effet, l'absence d'émissions de gaz et de matières fécales justifiait amplement ce diagnostic, cependant à l'ouverture de l'abdomen, on ne trouva pas plus d'obstruction que de perforation, mais une collection purulente due à la suppuration des ganglions du mésentère. Cette observation intéressante à plus d'un point de vue, porte le numéro 17.

La difficulté du diagnostic était ici grande et certes l'erreur excusable. On pourra cependant éviter l'erreur en prenant en considération le ballonnement du ventre qui est considérable, le relief des anses intestinales qui s'accuse dans ce cas et enfin le tympanisme, le tout joint à l'absence d'émission de gaz et de matières fécales.

Dépister la présence d'une *adénite suppurée du mésentère* est chose impossible et surtout le diagnostic de la cause de la péritonite dans ce cas. Il faut avouer toutefois que l'erreur n'est point préjudiciable au malade puisque l'intervention rapide s'impose dans ce cas ce qui fut fait pour les malades qui font l'objet des observations 17 et 52. Il en est de même pour la *cholécystite perforante* qui s'accompagne d'une douleur nettement localisée à la région du foie et d'une tuméfaction de la même région que le palper fait nettement percevoir.

Quant à la *perforation d'un ulcère de l'estomac*,

elle est facile à reconnaître grâce au fort appoint qu'apportent au diagnostic l'état gastrique antérieur, la constatation d'hématémèses, et enfin la nature de la douleur à caractères si spéciaux.

La localisation précise de la douleur au point de Mac-Burney est le propre de la *colique appendiculaire* et dans ce cas, le facies, la température, l'abdomen du malade ne présentent pas les modifications importantes que leur fait subir la perforation de l'intestin.

L'appendicite perforante quand elle ne s'installe pas d'emblée (auquel cas le diagnotic est très difficile à cause de la généralisation rapide de la péritonite) peut être reconnue si on s'appuie sur l'existence des poussées douloureuses antérieures. On peut aussi quelquefois percevoir une zone d'empâtement et même une petite tumeur. C'est peut-être ce qui fit dévier le diagnostic dans le cas rapporté à l'observation 18.

Examinons maintenant les cas où au cours de la fièvre typhoïde, il survient des modifications dans le pouls, la température, l'état des parois.

Le début *d'une rechute* peut, d'abord, s'annoncer par une brusque élévation de la température et quelques phénomènes douloureux; cependant il y a, en général, réapparition des premiers symptômes de la maladie tels que céphalalgie, diarrhée et taches rosées.

Beaucoup plus délicat serait le diagnostic en cas *d'appendicite* survenant dans le décours de la fièvre typhoïde : il s'agit des appendicites paratyphoïdes étudiées et décrites par M. Dieulafoy ; ici, en effet le tableau est le même ; douleur subite, violente, à localisation identique peut-être plus précise, ballonnement du ventre et vomissements ; la température cependant présente dans ce cas de grandes oscillations continues et ici l'hyperthermie est la règle.

Quand il survient une hémorrhagie intestinale on note un abaissement de température net suivi rapidement d'une réascension. Dans ce cas, cependant, la courbe est différente de celle qu'on observe à l'occasion d'une perforation : le niveau primitif de la température est bientôt atteint de nouveau et rarement dépassé dans l'hémorrhagie tandis que les oscillations sont bien plus irrégulières dans la perforation.

De plus, du côté du pouls, on note un ralentissement qui fait défaut en cas de perforation.

Quand le malade entre en convalescence, la température peut ne point tendre à la normale par lysis, suivant la règle, mais au contraire s'abaisser brusquement soit d'emblée, soit après un stade d'hyperthermie il suffira, dans ce cas, d'examiner le facies et l'état général du malade ; on n'y trouvera point les signes alarmants de la péritonite mais au contraire une amélioration notable (Jaccoud).

La dégénérescence hépatique s'accompagne aussi de chute de la température et la constatation de ce symptôme peut faire dévier le diagnostic.

On verra par la lecture de l'observation 19 à quelle surprise on s'expose si on ne se livre pas à l'examen minutieux du malade. La rigidité musculaire n'existait pas, en effet, dans ce cas pas plus que la douleur à la palpation ; or ces deux signes se rencontrent bien fréquemment dans la perforation. Ce fut précisément l'absence de ces symptômes qui fit faire, à M. le D' Roger, le diagnostic dans deux cas rapportés par lui dans la Presse médicale de Février 1900. Ajoutous, d'après le même auteur, que le pouls reste bon et que les vomissements et la diarrhée présentent une teinte verdâtre bien faite pour rappeler que le foie peut être en cause. Enfin l'examen des urines pourrait, peut-être, apporter quelque appoint au diagnostic, parce qu'il révélerait, dans ce liquide, la présence de l'urobiline.

La myocardite, qui complique assez fréquemment la fièvre typhoïde, simulerait aussi la perforation grâce à la petitesse du pouls, sa dépression et l'état général du malade ; l'auscultation dans ce cas devra être faite soigneusement : elle dénotera un choc précordial moins énergique.

Il faut faire mention également, des vomissements répétés et tenaces qu'on peut constater à l'époque où, précisément, la perforation intestinale, s'installe le plus souvent, c'est-à dire au troisième septenaire. Ici, les douleurs sont localisées à l'estomac et, d'après Peter, il y aurait élévation de température au creux épigastrique. Le diagnostic sera facilité, s'il se produit en même temps, circonstance rare il faut l'avouer, quelque hématémèse consécutive aux lésions inflammatoires et ulcéreuses de l'estomac.

Il a été rapporté, tout dernièrement, un cas de péritonite par propagation qui avait été précédée de symptômes analogues à ceux qui annoncent la perforation intestinale. A tel point qu'il y eut erreur de diagnostic et qu'on décida une intervention pour traiter ce qu'on supposait être une péritonite par perforation ; or, la laparotomie montra qu'il y avait bien péritonite mais le chirurgien ne put pas trouver la moindre perte de substance sur l'intestin ; le malade mourut et, à l'autopsie, on ne trouva pas davantage ce qu'on avait cherché au cours de l'opération. Le diagnostic est fort difficile mais, dans ce cas, il ne faut pas redouter les effets d'une erreur, car le traitement à instituer est le même pour les deux affections.

Enfin nous signalerons l'action du bain chez certains malades : il survient chez eux, en effet, un abaissement marqué de la température qui se relève presque aussitôt et en même temps des frissons et quelquefois le collapsus.

En somme on voit combien est délicat le diagnostic de la perforation intestinale dans quelques cas. En général cependant il est possible, grâce à l'apparition de la douleur brusque et violente localisée en général, en un point de la fosse iliaque droite ou irradiée à tout l'abdomen ; aux modifications du côté du pouls, et enfin à l'état de rigidité défensive de la paroi abdominale.

On peut cependant méconnaître l'affection à cause de la présence d'adhérences précoces qui limitent la lésion et qui atténuent les symptômes du début ou bien encore quand on a affaire à un malade plongé dans une adynamie avancée : celui-ci ne réagit plus, le clinicien, pour asseoir son diagnostic doit attendre les vomissements, le hoquet, les frissons, toutes mauvaises conditions pour l'intervention.

CHAPITRE IV

Pronostic

Ressources restreintes de la thérapeutique médicale

Livré aux seules ressources que possède le péritoine pour le défendre, le malade n'a pas grande chance de guérir. La proportion, pour 100 malades non opérés, établie par la statistique de Murchison, est faible; 10 seulement guériraient ; on voit combien le pronostic est sombre, si le chirurgien n'intervient pas. Par la laparotomie, on peut, en effet, en sauver le double si on tient compte des résultats les moins satisfaisants (Guecelwitsh et Wanach, Keen, Houzé) et le triple si on en croit la seconde statistique de Keen.

La guérison est, en effet, soumise à des conditions, à des circonstances tout à fait rares, à des accolements intimes et pour ainsi dire hermétiques de deux anses de l'intestin grêle, ou encore à des adhérences rapides qui s'établissent entre l'intestin et l'épiploon ou le mésentère.

Toutefois, à ce propos, nous pouvons signaler deux cas publiés en 1901, le premier à la société médicale des Hôpitaux appartenant à M. le D' d'Astros, le second appartenant à M' le D' Remlinger de Constantinople, il est vrai que l'immobilité intestinale peut être quelquefois observée sous les cieux exotiques, grâce à l'usage et à l'abus (providentiels et prophylactiques dans ce cas) qu'on fait, de l'opium et du haschich, dans ces pays d'Orient.

CHAPITRE V

Traitement

Nécessité d'intervention précoce. — Anesthésie locale ou générale. — Recherche de la perforation. Sutures. — Doit-on laver ? — Drainage.

Le pronostic de la péritonite par perforation étant aussi sombre malgré la thérapeutique médicale, il s'agit donc d'intervenir. Quelle conduite tenir ? Quel est le moment propice pour l'opération ? En quoi consistera-t-elle ? Voilà les points à examiner et à discuter.

Dans les Archives de Médecine de 1901, dans un article traduit de l'américain par Lecène, Cushing émet la proposition suivante : « Nous sommes absolument convaincus que si l'on adopte certaines précautions, on pourra à l'avenir sauver environ 50 à 60 °/° des cas de perforations intestinales au cours de la fièvre typhoïde. »

Les précautions, il les énumère au cours de cet article et remarquant que les conditions de rapidité nécessaires pour l'intervention ne se trouvent réunies que dans les hôpitaux, il attache une grande importance aux bons rapports qu'ont entre eux les médecins et les chirurgiens.

En Amérique, ces derniers, chaque fois qu'un cas de fièvre typhoïde se présente, recevraient, du médecin, les indications les plus précises et les plus délicates sur le malade ; ils s'astreindraient, de plus, à suivre de très près ces typhiques afin de n'être point pris au dépourvu et de reconnaître immédiatement « le stade préperforatif » de l'ulcération ; l'auteur entend, par cette expression, désigner « la période comprise entre l'apparition des symptômes abdominaux dus à une perforation en train de se faire et les accidents qui se produisent lorsque la perforation a laissé s'écouler le contenu de l'intestin dans la grande cavité péritonéale et que la péritonite généralisée commence. »

Puisque le seul souci des chirurgiens est de faire le diagnostic de bonne heure, sans attendre les signes de la péritonite généralisée, afin d'intervenir plus tôt, examinons à ce point de vue les cas que nous rapportons et recherchons la relation qui existe entre le temps écoulé depuis la production de la perforation jusqu'à l'opération et l'issue heureuse de cette opération.

– 29 –

Voici le résultat de nos recherches :

Avant la perforation .	1 cas	1 guérison
Moins de 6 heures....	18 cas	5 guérisons
De 6 à 12 heures	15 cas	6 guérisons
De 12 à 18 heures .. .	4 cas	2 guérisons
De 18 à 24 heures.....	5 cas	2 guérisons
De 24 à 38 heures	2 cas	1 guérison
De 38 à 48 heures	6 cas	2 guérisons
Plus de 48 heures.....	2 cas	pas de guérison

Et ainsi se trouve justifié l'opinion de Lejars à savoir que, en fait d'intervention, le plus tôt était le mieux. En effet, passé la dix-huitième heure, la proportion des guérisons obtenues baisse sensiblement.

Telle était, sans doute, l'opinion de ce chirurgien américain qui opéra, d'urgence, dans la petite maison d'un mineur de la Virginie occidentale, une jeune convalescente de fièvre typhoïde et qui réussit à la guérir malgré un concours de circonstances peu favorables, qu'on trouvera relatées à l'observation 20.

Cependant, il serait puéril de ne se laisser guider que par les données tirées du temps ; tel malade pouvant ne plus être opéré dès la sixième heure après le début des accidents de péritonite (Obs. 44) ; tel autre, et c'est le cas de celui qui fait l'objet de l'observation 21, trouvant la guérison après de nombreux accidents et malgré que l'opération ait été tentée seulement quarante-cinq heures après l'apparition des premiers symptômes.

L'état du malade paraît désespéré. Faut-il lui refuser le bénéfice de l'intervention ? Nous avons lu, dans certains auteurs, que dans ce cas, ils seraient partisans de l'abstention, estimant, qu'une opération, n'aurait qu'un effet, hâter l'issue funeste de la maladie. Les observations 22 et 64 sont bien de nature à modifier un tel jugement bien que les observations 57 et 60 semblent justifier leur conduite !

Autre point : On a fait une erreur de diagnostic ; on a ouvert l'abdomen d'un malade dont le péritoine est absolument sain et dont les intestins ne portent point traces de perforation. Maintes fois le fait s'est produit et nous avons pu en retenir huit exemples. Si nous retranchons de ces huit cas, celui qu'a publié M. le docteur Auvray, où il s'agissait de dégénérescence hépatique ce qui explique la terminaison funeste, il ne nous en reste que six (Obs. 29, 8, 14, 53, 54, 55), terminées d'ailleurs par la guérison, et un, terminé par la mort (Obs. 34) qu'on pourrait certainement mettre sur le compte des hémorrhagies graves qu'avait présentées ce malade avant l'opération.

Nous ne voulons pas ériger en règle générale, l'intervention à outrance et sans justification suffisante, mais le résultat satisfaisant de ces laparotomies blanches est bien fait pour persuader au chirurgien indécis que l'erreur, évidemment regrettable, est sans préjudice pour le typhoïdique.

A quelle méthode d'anesthésie recourir : Les uns voulant éviter aux typhiques les dangers que pourrait déterminer chez eux le chloroforme, s'adressent à l'injection locale de cocaïne en la faisant précéder d'une piqûre de morphine, c'est la méthode que nous avons trouvé employée dans quelques cas (Obs. 13, 15, 21).

D'autres redoutant les phénomènes congestifs qu'entraînent les fortes doses d'éther préfèrent le chloroforme. Nous avons rencontré dans les observations tous ces modes d'anesthésie et rien d'important à signaler, si ce n'est, toutefois, qu'il serait préférable d'employer les injections locales de cocaïne au cas où le malade serait très prostré ou dans un état voisin de l'adynamie. L'observation prouve en effet que l'analgésie est complète; dans un cas, en effet, le chirurgien put procéder à la toilette de l'intestin et du péritoine sans que le malade accusât de souffrance, et pratiquer durant une heure l'irrigation de la cavité péritonéale sans inconvénient (Obs. XXVIII).

L'analgésie obtenue, il faut inciser l'abdomen ; les uns, le font par une laparotomie médiane, les autres sachant que le siège habituel de l'intestin perforé est dans la fosse iliaque droite, préfèrent ouvrir cette région. Rien dans nos observations ne nous a paru contre-indiquer l'une ou l'autre manière de faire.

Le ventre ouvert, il faut obturer la perforation. Sa recherche est en général facile. L'anatomie pathologique nous a appris qu'elle siégeait presque constamment sur la partie terminale de l'iléum, sur le bord libre de l'intestin, à une distance de la valvule iléo-cœcale, atteignant rarement plus de 60 centimètres. Il n'y a donc pas d'hésitations à avoir sur le point où vont porter les recherches. Quelquefois celles-ci sont simplifiées grâce à la présence d'une tache de matières fécales, ou bien grâce au dégagement des bulles de gaz qui traversent les liquides épanchés et viennent crever à leur surface. D'autres fois, on pourra trouver l'ébauche du processus défensif et les adhérences lâches précoces, limitant une cavité contenant pus, sang et matières fécales ; après les avoir rompues on trouvera au milieu d'elles la cause de la péritonite. (Obs. 16.)

Bien que, en général, la perforation soit unique, il sera prudent d'inspecter rapidement mais, sans insistance, les parties voisines et adjacentes du tube digestif (appendice, côlon, cœcum).

Comment obturer la perte de substance ? C'est chose facile en général et les méthodes ne manquent point ; l'adhésion rapide désirée est constante dans toutes les observations réunies, dans une seule la suture ne tint pas, encore faut-il remarquer qu'elle avait été rapidement résorbée. (Obs. 11.)

Donc, on pratiquera cette occlusion de la perforation, soit par la suture en matelas des auteurs à points perforants séparés, après renversement en dedans des bords de la plaie ; — soit par celle de Lembert à points non perforants sous-muqueux ; — soit par celle de Czerny employée plus fréquemment en Amérique et qui nécessite un double rang de fils.

Certains chirurgiens craignant une nouvelle infection, soit en raison de la minceur des parois intestinales ou de leur friabilité, soit devant la menace de nouvelles perforations d'ulcérations contiguës, se sont servis de la greffe épiploïque. Telle fut la conduite de Cushing vis-à-vis du malade qui fait l'objet de l'observation 21. Leconte ayant opéré un malade (Obs. 18) avant l'existence de toute perforation, et n'ayant trouvé qu'une zone gangrenée et non perforée, dispose l'anse intestinale menacée sur un lit de compresses. L'avenir justifia la prudence de cette conduite car il y eut débâcle par la plaie abdominale, de matières fécales et de pus, fistule stercorale consécutive et enfin guérison.

Nous n'avons pas trouvé de cas où on pratiqua de plein gré la suture de la perforation aux lèvres de la plaie abdominale pas plus que l'avivement du pourtour de cette perforation ; de même, l'entérectomie ne fut jamais pratiquée au cours des interventions que nous rapportons.

Après le traitement de la cause, discutons celui de l'effet. Fréquemment, dès que le bistouri ouvre la cavité péritonéale, le liquide qui y est contenu s'écoule et quelquefois jaillit (Obs. 60) au-dehors. L'évacuation spontanée continue au cours des recherches qui sont faites pour trouver la perforation, mais elle n'est pas complète.

Quelle conduite tenir en face de ce qui reste ? La plupart des chirurgiens pratiquent l'irrigation minutieuse du péritoine et se servent pour ce faire de la solution salée physiologique chaude. D'autres se contentent d'essuyer les matières fécales qui tapissent les anses de l'intestin, ne s'inquiétant pas outre mesure de ce qui peut rester de liquide dans la cavité péritonéale, enfin, les derniers, ne pratiquent ni essuyage ni lavage. Certes, au premier abord, cette conduite paraît bizarre. Cependant, le lavage enlèvera-t-il tous les éléments septiques microbiens qui pullulent dans le péritoine ?

Ne disséminera-t-il pas, au contraire, ces mêmes germes et ne risque-t-il pas d'être ainsi le véhicule de l'infection pour la transporter dans des régions de l'abdomen vierges de toute souillure ou bien mises à l'abri de tout danger par la phagocytose?

M. le Dr Paul Delbet, dans un article paru en 1900 dans la *Gazette des hôpitaux*, rapporte le résultat de ses observations sur le traitement des péritonites généralisées surtout consécutives à une appendicite et faisant toutes réserves, puisqu'il ne table que sur deux faits, conclut non seulement à l'inutilité du lavage mais encore à l'action utile du pus et des liquides séreux épanchés qui seraient nuisibles aux microbes.

Rapprochons de ces faits, d'abord, l'observation de M. Chevalier qui s'est contenté de drainer la cavité péritonéale mais qui a fait examiner le pus dont il laissa une bonne quantité au milieu des anses intestinales. L'examen qui fut fait par M. le professeur Chantemesse montra, dans le pus, des leucocytes bourrés de bacilles, mais dans le liquide on ne trouva plus de bacilles libres.

Si, d'autre part, nous nous appuyons sur la clinique, nous trouvons que, des 19 malades qui ont été guéris, 9 d'entre eux le furent sans lavage du péritoine.

Sans avoir la prétention de tracer une ligne de conduite, nous pouvons donc dire que le lavage n'est pas absolument nécessaire pour amener la guérison, il altère, en effet, les éléments épithéliaux du péritoine et prive cette séreuse d'éléments très utiles pour elle.

Tout autrement important est le drainage; tous

l'emploient et nous ne relevons que deux cas où le chirurgien n'en usa pas, cas concernant deux malades qui guérirent sans accidents (Obs. 36 et 26) à cet usage nous trouvons tous les moyens employés: la gaze, les tubes de caoutchouc, les tubes de verre. Ceux-ci paraissent nécessaires et surtout employés lorsqu'on veut assurer le drainage de régions qui n'avoisinent pas la plaie abdominale. On trouve, en effet, quelquefois des liquides collectés à la face inférieure du foie, dans le petit bassin, dans une région participant à la fois de la région iliaque en bas et lombaire en haut, dans un espace situé à cheval sur la région qui correspondrait extérieurement à une zone distante de quelques centimètres en haut et en bas de la crête iliaque. Il est sans doute difficile d'atteindre ces régions mais plus encore d'y maintenir de la gaze ou du caoutchouc.

D'ailleurs les systèmes de drainage (sûreté et évacuation), varient avec chaque cas et relèvent, par conséquent des constatations que le chirurgien fait, pendant l'opération.

La plupart du temps, la plaie abdominale n'est jamais complétement fermée par l'opérateur; il se contente, en effet, de racourcir la longueur de l'incision par un point de suture placé à chaque angle supérieur et inférieur et fait, soit au fil d'argent, soit au crin de Florence.

L'opération terminée, on use, pour le malade, des moyens thérapeutiques habituels, Les injections de sérum artificiel à doses progressivement décroissantes sont faites quotidiennement. On lui administre encore soit de la strychnine, soit de l'éther, soit de la caféine. On prescrit la glace à l'intérieur, le champagne, etc.

On lutte enfin contre la fièvre typhoïde qui peut n'être qu'à ses débuts, au moment de l'intervention, (Obs. 18.) et dont le cours ne paraît guère modifié par elle.

OBSERVATIONS

OBS. 1. — *Perforation de l'intestin au cours de la fièvre typhoïde.* — *Laparotomie.* — *Mort*, par MM. MAU-CLAIRE et MÉRY, professeurs agrégés, 1902.

S. R., 8 ans et demi. — Les antécédents héréditaires du petit malade sont les suivants : le père est bien portant. La mère a souvent des bronchites. Elle a eu trois enfants, deux filles chétives, souvent atteintes de bronchites, et le petit malade. Les antécédents personnels sont les suivants : le jeune R. est né à terme ; il a été nourri au biberon et élevé à Paris. Il n'a jamais été bien vigoureux.

A l'âge de 2 ans et demi, il est atteint de diphtérie, puis de rougeole.

A 3 ans : il est atteint de varicelle, puis, de nouveau, de rougeole. Un peu plus tard, il fait une scarlatine avec néphrite albumineuse, puis présente un phlegmon du cou.

A 7 ans et demi, il y a un an, il fut envoyé à Berck pour faiblesse et anémie. Il en revint avec la teigne.

L'état actuel débuta le 29 mars. Sa maladie débute par

un coryza; il est pris de fièvre, il tousse; il a quelques frissons; il présente en outre, des douleurs dans la région lombaire. Le médecin consulté, diagnostique une fièvre muqueuse.

Le 5 avril dernier, le petit malade est atteint de diarrhée, l'odeur des selles est fétide; on y voit quelques membranes. Le ventre est ballonné; il y a du gargouillement dans la fosse iliaque droite. On note de la céphalée; des épistaxis de peu d'abondance. On note beaucoup de fièvre; quelques vomissements à la suite de l'ingestion de quinine. Adynamie, délire nocturne.

Cet état reste stationnaire jusqu'au 14 avril, sans aggravation, date où le malade est envoyé à l'hôpital par le médecin (Salle Bouchut).

On administre la quinine (un gramme par jour) et des lavements froids (2 par jour).

L'état du malade ne donne pas d'inquiétudes à ce moment; il s'intéresse à tout ce qui l'entoure, cause avec ses voisins, la fièvre paraît suivre son cours normal et les médecins ne doutent pas de la guérison.

Le 15 avril au soir, le petit malade est brusquement réveillé de sa torpeur par une douleur vive dans l'abdomen. Il vomit à deux reprises, coup sur coup, des matières liquides composées de lait et de bile.

Le faciès est mauvais; le visage présente une teinte pâle, le nez se pince, les yeux s'excavent.

L'hyperesthésie de la paroi et la défense musculaire sont considérables. On aperçoit quelques taches rosées.

A 6 heures, il y a une évacuation de selles.

On donne de la morphine et du sérum, après l'administration desquels on note un peu de soulagement.

Le pouls est à 142, rapide, bien frappé. La température s'est relevée à 39°4, lorsque le matin elle était à 37°8.

Le 16 avril, au matin, le pouls est toujours au même chiffre environ et la température à 37°8.

Le soir, même état : pouls 150, température 37°6.

Le 17 avril, même état, température matin et soir à 37°4 ; pouls 130.

Le 18 avril, M. Mauclaire intervient ; la température était à 39°6.

Voici quelle fut l'opération faite sur le petit malade.

Laparotomie.

Dès que le péritoine est ouvert on trouve des matières fécales jaunâtres liquides dans la cavité péritonéale, on se dirige vers la fosse iliaque droite, c'est-à-dire vers la partie terminale de l'iléon. On reconnaît la présence de la perforation par l'apparition de matières fécales liquides, jaunâtres, à travers un petit orifice de la largeur d'une lentille.

On attire l'anse perforée au-dehors ; on enfouit la perforation par trois points de suture, faits avec de la soie fine.

On essuie la cavité péritonéale le mieux possible et très soigneusement.

On pratique ensuite le drainage de la fosse iliaque gauche, de la fosse iliaque droite et du cul-de-sac de Douglas, par un Mickuliez suspubien.

Rien d'anormal pendant la journée ; le soir, température à 39°6 ; pouls, toujours rapide.

Le 19 avril, au matin, le petit malade vomit quelque peu ; la température est à 40°5 ; le pouls, petit, filiforme bat à 150. On donne du Képhir et on pratique une injection de 900 cmc. de sérum.

Le 20 avril, il y a une légère amélioration ; au matin, la température est à 38°, le pouls bat toujours à 155. On fait de nouveau, une injection de sérum de 900 cmc. Le soir, température à 37°6. Diarrhée.

Le 21 avril, la température est à 38° et le pouls à 150, toujours petit.

On fait le premier pansement ; l'interne de service retire le Mickuliez-médian. Derrière la gaze, on constate la présence d'un peu de pus, non fétide, non fécaloïde : autour des drains, il y a un peu de sérosité.

Le soir, après injection de 900 cmc. de sérum : température à 38°4. Même pouls.

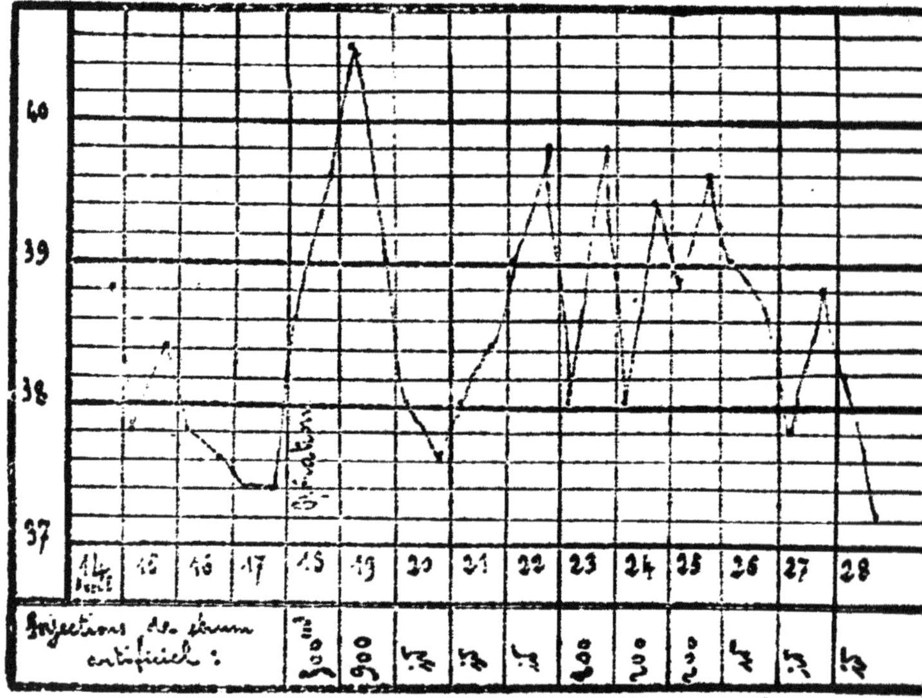

Le 22 avril, la température étant à 39°, le pouls au même chiffre avec les mêmes caractères : on enlève les deux Mic-kuliez latéraux : mais cette ablation est laborieuse en raison de l'accolement des anses intestinales qui sont agglutinées entre elles. Le soir, la température est à 39°8. On continue le sérum.

Le 23 avril, le malade est pris d'une diarrhée profuse : la température 38° le matin remonte à 39°8, le soir : on fait une injection de 800 cmc.

Le 24 avril, le matin, la température est à 38°. Le pouls,

toujours petit, est à 110°. A l'auscultation, le malade présente à la base du poumon droit, des râles fins; il n'y a pas de généralisation. Même facies.

On prescrit de continuer toujours le képhir et on y adjoint XL gouttes d'élixir parégorique. On diminue aussi la dose journalière de sérum qu'on porte à 200 cmc.

Il est procédé à un second pansement : les drains sont laissés en place ; on étanche un peu de pus et de sérosité qui s'écoulent. On injecte à très faible pression par les drains, une petite quantité d'eau bouillie stérilisée. Le soir, la température est à 39°4.

Le 25 avril, la température du matin est à 38°8, le pouls filiforme à 168. Le petit malade présente comme particula' rité plusieurs évacuations fétides, il y a aussi incontinence d'urine. Toujours des râles à l'auscultation.

Le 26 avril, la température du matin est de 39°. Les pommettes sont moins congestionnées que la veille. A l'aus. cultation, on constate que les râles fins du poumon droit ont fait place à des râles muqueux, tandis qu'à gauche, on constate quelques râles fins qui n'existaient pas avant ce jour. Battement persistant des ailes du nez. On continue le sérum 200 cmc.

On pratique un pansement au cours duquel on voit s'écouler toujours de la sérosité et du pus non fécaloïde, non fétide. Mais les sutures des lèvres de la plaie abdominale ont sauté et un écartement de 3 cmc. sépare maintenant les lèvres de cette plaie.

On fait maintenant au petit malade des enveloppements frais toutes les deux heures.

On pratique également des injections sous-cutanées de strychnine.

Le 27 avril, on pratique une nouvelle suture de la paroi au fil d'argent ; on décolle, au préalable, les bords de la plaie. Température du soir : 38°8.

L'état pulmonaire ne s'améliore pas.

Le 28 avril. Température du matin 38°2. Le soir, 37°2. Pendant la journée, quelques vomissements se composant du champagne et du képhir qu'on administre au petit malade.

La mort survient dans la nuit, causée par la septicémie péritonéale lente et la broncho-pneumonie.

Autopsie : La suture a bien tenu, pas d'autres perforations.

Ce qui domine est l'état d'anémie prononcée des organes (foie, rate).

OBS. 2. — *Perforation dans la fièvre typhoïde. — Opération, mort.* (BRADSHAW. *British medical Journal 1901-II*).

Homme, âgé de 32 ans, vigoureux, est admis à l'hôpital, le 30 octobre. Il est atteint de fièvre typhoïde depuis trois semaines.

Prostration complète, soubresauts des tendons, température : 39°4. Pouls 120. Abondante hémorrhagie le 2, 3 et 4 novembre ; affaiblissement progressif et mort le 5.

Je discutai soigneusement la possibilité d'une perforation, mais je ne me décidai pas à opérer parce qu'il n'y avait pas de distension de l'abdomen, pas de douleur spéciale ; la matité du foie était normale et l'hémorrhagie me paraissait suffisamment expliquer l'état de débilité du malade.

Néanmoins, l'autopsie démontra l'existence d'une petite perforation à 45 centimètres de la valvule iléo-cœcale. Elle constituait le point de départ de la péritonite et de l'extravasation des matières fécales.

L'hémorrhagie venait, à n'en pas douter, d'une autre ulcération située près de la valvule.

OBS. 3. — *Perforation intestinale dans un cas de fièvre typhoïde. Laparotomie. Guérison.* — MAILOT et VIGNARD, *Gazette médicale de Nantes*, 1901. — XIX.

O. J., 20 ans, infirmier, tombe malade dans les derniers

jours d'octobre. Il est soigné jusqu'au 16 novembre par M. le Dr Aubry qui porte le diagnostic de grippe. Au début, symptômes suivants : mal de gorge, frissons le 2 novembre. Les jours suivants plusieurs épistaxis, céphalée, faiblesse générale.

Le *16 novembre*, le malade est envoyé en convalescence pendant huit jours.

Le *24 novembre*, il rentre à l'Hôtel-Dieu pour reprendre son service. Dès le soir, il est pris de frissons qui se répètent le lendemain ; la température est à 40°.

Le *26*, il rentre dans la salle 6 et l'observation donne : malade pâle, amaigri comme à la suite d'une fièvre continue, les conjonctives sont décolorées, les yeux excavés. La force musculaire est diminuée.

Les fonctions digestives sont peu troublées : l'appétit est un peu diminué, la langue légèrement saburrale. Pas de diarrhée, plutôt même un peu de constipation. Pas de douleurs dans la fosse iliaque, un peu de gargouillement. Le foie est un peu douloureux mais non augmenté de volume. La rate est grosse ; la matité a l'étendue de la paume de la main.

Pas de taches rosées lenticulaires.

Le cœur est normal, le pouls est assez rapide.

Le poumon droit présente un peu de submatité et une expiration prolongée et soufflante. Le poumon gauche est normal.

Traitement : purgations légères, deux grammes de benzonaphtol par jour.

Du *27 au 30*, le même frisson reparaît à peu près régulièrement vers midi ; il se manifeste subitement et le malade passe par les différentes phases de froid, de chaleur et de sueur. La température se maintient entre 39 et 40° malgré un gramme de sulfate de quinine chaque jour en deux doses.

Le *1er et le 2 décembre* l'état général paraît s'améliorer

et la température baisse le 2 décembre au soir à 38°6 et le 3 au matin à 37°8.

Le diagnostic porté par M. Mahot est rechute légère de fièvre typhoïde.

Le 3 décembre, vers 4 heures du soir, le malade est pris brusquement de vives douleurs dans le ventre, les coliques sont suivies de nombreuses selles diarrhéiques de coloration jaune noirâtre sans trace de sang. Douleurs s'exaspérant par moments et se propageant au niveau de l'ombilic. Elles s'irradient aussi vers l'uréthre. Pas de ballonnements du ventre, mais il existe une certaine défense musculaire et le palper réveille une douleur au point de Mac-Burney. Température : 39°.

Une injection de 1 centigramme de morphine calme la douleur et permet au malade de reposer pendant la nuit.

Le lendemain, le malade est profondément abattu, répond péniblement aux questions : le faciès est grippé, la respiration est courte. Le pouls petit, dépressible, reste à 120 ; la température axillaire est de 39°.

Le ventre est tendu mais non ballonné ; la douleur à la pression est diffuse, la défense musculaire est généralisée à toute la paroi, cependant la douleur et la défense musculaire ont nettement leur maximum à droite au niveau de la fosse iliaque. Il semble qu'il y ait là un peu de submatité.

Le matin le malade a eu quelques vomissements alimentaires. Diagnostic : Perforation intestinale, probablement d'origine typhique, siégeant au voisinage du cœcum, quelques réserves pour l'appendicite perforante. La laparotomie est indiquée dans le plus bref délai possible.

Elle est faite dans l'après-midi, à quatre heures, par le Dr Vignard assisté du Dr Bureau et de M. Verdier, interne. Le malade a été remonté préalablement par une injection de 500 cmc. de sérum de Hayem.

Incision de Jalaguier.

Le péritoine ouvert, il sort une assez grande quantité de serosité trouble qui paraît provenir surtout de la fosse iliaque et du petit bassin. Le cœcum et les anses intestinales voisines sont recouvertes, en partie, par des fausses membranes gris jaunâtre et déjà agglutinées.

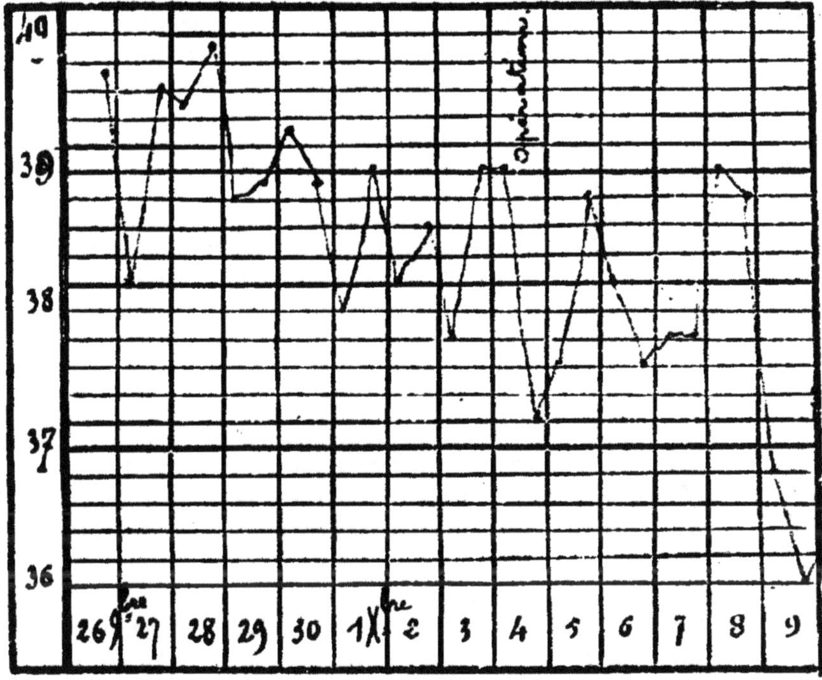

Recherche de l'appendice : son intégrité reconnue, on va à la découverte de la perforation, là où les fausses membranes paraissent le plus confluentes, et on trouve presque aussitôt la perforation sur le bord convexe de l'intestin grêle à quelques centimètres de l'abouchement dans le cœcum. Cette perforation est linéaire, un peu sinueuse longue de sept à huit millimètres. Il s'en échappe un liquide jaune mais presque transparent et qui semble dépourvu de particules solides. Cette perforation repose sur une base indurée large de un centimètre, longue de un centimètre et demi.

Aucune coloration gangréneuse n'est visible au tour de la perforation. L'aspect est celui d'un intestin fortement congestionné.

Trois points de suture appliqués immédiatement sur les lèvres de la perforation produisent l'occlusion. Ils sont renforcés par un premier surjet séro-séreux, mais le tissus induré se déchire par places et un second surjet est nécessaire. Il en résulte un certain rétrécissement du calibre de l'intestin, mais le cours des matières ne semble pas devoir en être gêné.

On ne fait pas de lavage de la cavité péritonéale, on se contente d'assécher du mieux possible avec des compresses absorbantes le petit bassin et la fosse iliaque. Le drainage est assuré par deux drains, l'un qui plonge dans la cavité pelvienne, l'autre qui, introduit par l'incision, longe le cœcum et va ressortir par une contre-ouverture dans la région lombaire au ras de la crête iliaque. Une mèche de gaze salolée est appliquée sur l'intestin suturé, puis l'incision abdominale est fermée à ses deux extrémités par des crins disposés en huit. — Injection sous-cutanée d'un litre de sérum Hayem. Aussitôt après l'opération, on prescrit : champagne, thé, grogs, rhum.

La nuit suivante : insomnie, pas de douleurs, pas de vomissements, quelques nausées chloroformiques. Au soir, température 37°2 ; pouls 120.

Le lendemain matin : température à 37°6 ; le pouls, moins fréquent qu'avant l'opération est à 112. Le ventre surtout n'est plus douloureux, il est redevenu souple. Pas de vomissements. Légère diarrhée fétide jaune ocreuse. Soir : température : 38°8, pouls 128.

Le 6 décembre, température du matin 39°2 ; pouls, toujours dépressible à 120. Dyspnée intense, toux grasse et fréquente, Expectoration muco-purulente. A l'auscultation, on trouve, dans l'étendue des poumons, des râles sibilants.

Les injections de sérum sont continuées à haute dose. Ventouses sèches sur le thorax, surtout à droite. Soir : température 37°2 ; pouls 120. Dyspnée intense.

7 décembre, nuit meilleure, le malade a un peu dormi, température matin 37°8. Pouls moins dépressible : 120.

Le malade se sent mieux, le facies péritonéal a disparu. La dyspnée est à peine appréciable à l'auscultation, les râles sont plus gros, moins nombreux. L'expectoration est moins purulente. Le malade se plaint seulement de ténesme anal, la diarrhée continue aussi intense.

Température, soir 37°8 ; pouls 120. Nuit suivante bonne, malade dort.

8 décembre, température du matin, 38° : pouls 120. On défait le pansement ; le ventre est très souple, non douloureux, il s'est produit très peu de suintement : ablation des drains et de la mèche ; pansement sec.

L'auscultation donne les mêmes signes que la veille. La toux est moins fréquente. Diarrhée disparue sous l'influence d'une potion opiacée, le ténesme anal est moins accentué, température du soir 38°8, pouls bien frappé à 106. Nuit est bonne.

9 décembre, température matin 36°4, pouls 90. Facies excellent, diarrhée a disparu.

Le malade entre à partir de ce jour en convalescence. Symptômes pulmonaires disparaissent en quelques jours. Le malade n'ayant plus ni diarrhée ni douleurs abdominales, commence à s'alimenter ; le 20 décembre, il absorbe deux œufs, du bouillon, des grogs, du lait. Le 25, il mange des œufs, du poulet. Le 27, la plaie abdominale est complètement cicatrisée. A l'auscultation, tout est entré dans l'ordre. Le malade va et vient dans la salle, se sent fort, le facies est excellent.

OBS. 4. — *Un cas de péritonite par perforation chez un malade atteint de fièvre typhoïde. Laparotomie. Mort* (Par MM. POISSON et AUBRY, *Gazette médicale de Nantes*, janvier 1901).

Le nommé N. Yves, 23 ans, manœuvre, entré le 5 décembre 1900, à la salle 9, service de M. Aubry. L'observation a été prise par M. Rialland, interne.

Antécédents héréditaires, nuls.

Antécédents personnels : scarlatine en 1898 avec néphrite et anasarque.

5 décembre, malade depuis le 28 novembre, c'est-à-dire depuis huit jours est entré dans le deuxième septénaire.

La maladie a débuté par de la céphalalgie, de l'insomnie, de l'anorexie. Ni saignements de nez, ni diarrhée.

A son entrée dans le service, le malade est très prostré. Sa langue est caractéristique, rouge sur les bords. Il y a des gargouillements dans la fosse iliaque droite. Pas de taches rosées lenticulaires. Il y a myocardite légère : dicrotisme du pouls. Quelques râles muqueux aux bases. Albuminurie peu abondante.

6 décembre, le malade est toujours prostré. Le pouls est moins dicrote, à 92 pulsations. Incontinence légère. Rémission matinale de la température peu marquée.

7 décembre, même état.

8 décembre, le malade a un état général plutôt satisfaisant. La systole est cependant un peu faible. La langue est belle et humide. La courbe de la température indique le début d'un stade amphibole. Le malade, quoique moins prostré, déraisonne un peu. Il est d'ailleurs, très insoumis et se cache sous ses couvertures, ne se laisse examiner qu'avec mauvaise grâce ; on s'aperçoit qu'il boit son urine depuis quelques jours, on n'en peut faire l'analyse ; il refuse ses lotions.

9 et 10 décembre, même état.

11 décembre, toujours prostration. Pouls est bon.

12 décembre, langue belle ; cœur bon.

13, 14, 15 décembre, le malade irait bien, n'était son état mental.

16 décembre, le matin, hypothermie. Pouls rapide, Coliques vives.

17, 18 décembre, après réascension de la température. elle est descendue jusqu'à 37°. Le malade se plaint toujours de coliques. Il y a de l'hyperesthésie abdominale et de la contraction des muscles grands droits, surtout au niveau de la fosse iliaque gauche. Le malade a vomi des matières d'un vert-jaunâtre.

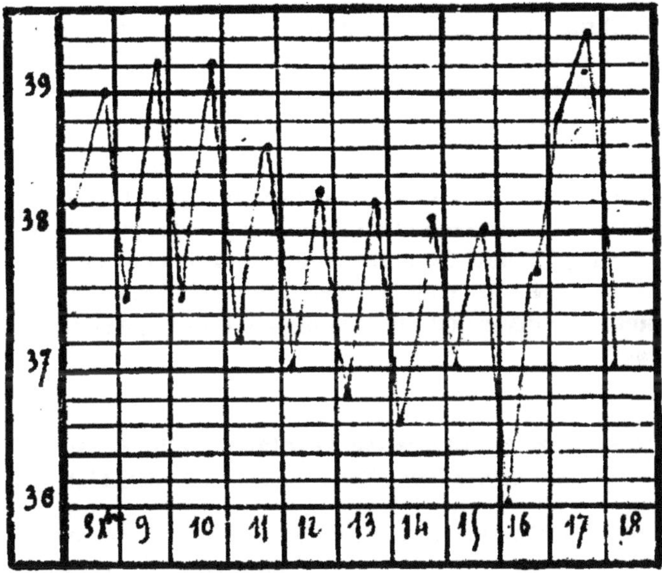

Faciès grippé. pouls petit. oligurie. Ventre plat et non ballonné.

Opération, séance tenante, par M. le D' Poisson. Laparo-tomie.

La cavité péritonéale est pleine d'un liquide jaunâtre fécaloïde, de mauvaise odeur. Les anses intestinales sont très congestionnées. Des fausses membranes, d'un blanc sale, les tapissent, une perforation intestinale existe dans la portion de l'intestin grêle un peu au-dessus du cœcum.

L'intestin est suturé en deux points, la cavité péritonéale abondamment lavée à l'eau salée, surtout au niveau du petit bassin. Sa paroi est suturée, on laisse un drain et une mèche de gaze salolée. Grande injection de sérum.

Mort dans l'après-midi.

Autopsie. — Péritonite généralisée, surtout intense dans le petit bassin. Anses intestinales agglutinées par des exsudats fibrineux. Suppuration diffuse. Pus collecté dans les hypochondres, sous le foie, dans le petit bassin. Injection et vascularisation des anses intestinales. Le gros intestin est moins touché. Appendice très long, très grêle.

Perforation à 60 centimètres au-dessus du cœcum. A 15 centimètres au-dessous de la perforation, une ulcération à l'emporte-pièce de 5 $^m/_m$ intéressant toutes les tuniques moins le péritoine. Au-dessous encore et aux environs du cœcum, une série d'autres ulcérations très profondes au nombre de quatre ou cinq, dont une très large (1 fr.) et ovale.

Leucocytose et perforation typhique (Colin K. Russel. Boston, *Medical and Surgical Journal*, 1901-119).

OBS. 5. — *Cas type montrant la valeur de l'examen du sang; signes incertains de perforation; leucocytose 28.000. Opération, Guérison.*

Un enfant de 7 ans est admis à l'hôpital le onzième jour de la maladie ; depuis le début de la fièvre typhoïde le malade a présenté les symptômes ordinaires de la maladie ; le dixième jour il se plaint de douleurs violentes dans l'abdomen surtout au niveau de la fosse iliaque droite. Pas d'altération du pouls et de la température pouvant indiquer un incident important. A part une légère sensibilité générale, l'abdomen ne présentait ni rigidité, ni distension, ni suppression de la matité hépatique. Il y a eu une fois vomissement alimentaire de petite quantité. Admission d'urgence à l'hôpital. Quatre numérations différentes montrèrent la présence de 28.000 globules blancs. Quelque temps après il y eut légère augmentation de la rigidité ; on se décide à opérer.

Le Dr Garrow découvre promptement la perforation près du bord mésentérique de l'intestin. Suture.

Après l'opération les leucocytes diminuent : deux jours après on en compte 19.000 et deux semaines après, 9.000.

Obs. 6. — *Signes certains de perforation : la leucocytose douze heures après l'opération donne 12.000. Opération. Guérison.*

Mme C... est admise à l'hôpital par le Dr Shepherd. Elle a présenté les signes d'une perforation le quatorzième jour de sa maladie. Elle est opérée immédiatement après son admission. Dans ce cas, l'examen du sang fut fait immédiatement avant l'opération, et à part l'état local de l'abdomen, ce sujet se présentait en d'excellentes conditions pour subir l'opération.

Le nombre des globules blancs était de 12.000. Opération. Guérison.

Obs. 7. — *Perforation ; leucocytose : 4.800. Opération. Mort.*

Mme V... est admise par le Dr Molson le seizième jour de sa maladie. Leucocytose : 6.100. Il ne paraît pas y avoir de complications. Quatre jours après, les signes classiques d'une perforation se développent soudainement. L'examen du sang fait trois heures après donne 4.800 globules blancs. On intervient : on découvre la perforation, on la suture promptement.

On constate alors que six autres ulcérations ont déjà érodé les tuniques de l'intestin. Le malade meurt.

Obs. 8. — *Signes de perforation ; leucocytose, 14.500 : Opération. On ne trouve pas de perforation. Guérison.*

M. St... entre à l'hôpital le dixième jour de sa maladie présentant les signes typiques d'une fièvre typhoïde. Réaction de Widal.

Depuis quatre jours la maladie suit son cours normal, lorsque soudainement le soir du quinzième jour de la maladie, survient une douleur dans l'abdomen, localisée à la région iliaque droite. La douleur augmente graduellement et trente-deux heures après survient une rigidité marquée des parois. La numération des globules blancs faite à ce moment donne successivement : 16.000, 13.000 et avant l'opération 14.500.

Cependant le Dr Garrow qui intervient ne trouve trace ni de perforation, ni de péritonite. L'état de l'intestin est celui que l'on rencontre à ce stade de la maladie. La paroi abdominale est suturée. La maladie poursuit son cours sans complication. La numération des globules, le jour qui suivit l'opération donne 10.000.

Obs. 9. — *Signes de perforation. Leucocytose : 17.000. Opération. On ne trouve pas de perforation. Hypertrophie des ganglions du mésentère. Guérison.*

Mlle O.... est admise à l'hôpital par le Dr Lafleur. La

fièvre typhoïde suit son cours normal jusqu'au dix-septième jour, quand une heure après le bain, elle ressent une douleur progressivement violente, en même temps que survient graduellement la rigidité des parois. La sensibilité et la distension étaient si marquées qu'on soupçonna une perforation. On fit la numération des globules blancs qui donna 17.000 leucocytes.

Deux heures après on en compta 14.000, et après un nouvel intervalle de deux heures le nombre s'abaissa à 10.500.

Il y eut une consultation et l'opération décidée fut commencée quelques heures après. La laparotomie ne révéla aucune perforation mais on put constater dans la région iléo-cœcale la présence de deux ganglions durs et hypertrophiés.

On sutura la plaie abdominale ; le malade guérit et ne présenta pas de signes de perforation.

Obs. 10. — *Signes incertains de perforation ; numération des globules 14.000 et 12.000. Opération différée ; signes soudains de péritonite généralisée. Leucocytose : 3.200. Opération. Mort.*

M. A... admis à l'hôpital par le Dr Martin au douzième jour de sa maladie, présente tous les symptômes, signes et réactions de la fièvre typhoïde.

Deux jours après, il ressent, dans la région splénique, une douleur soudaine. Sensibilité provoquée à la pression des côtes de cette région. Ailleurs il n'y a ni rigidité, ni sensibilité. Le pouls n'est pas altéré ; le nombre des leucocytes est de 12.000. Cet état ne se modifie pas pendant les dix huit heures qui suivent ; il se produit une légère aggravation dans l'état général, et un point légèrement douloureux apparaît dans la fosse iliaque droite. Le pouls qui était à 96 ne monte pas à plus de 104.

Quelques heures après que l'examen du sang eût permis de compter 12.000 et 11.000 globules blancs, le malade tombe subitement dans le collapsus et présente tous les signes d'une péritonite généralisée : vomissements, rigidité de la paroi, sensibilité exquise, pouls rapide. La numération qui est faite à ce moment permet de constater 3.300 globules blancs par millimètre cube.

En égard au collapsus et à l'état du pouls qui est à peine perceptible, la guérison du malade paraît impossible. On l'opère, mais il meurt quelques heures après.

OBS. 11. — Cas de perforation dans le cours de fièvre typhoïde. — Laparotomie. — Résorption de la suture faite au catgut. — Mort (C. F. Briggs, American Journal of the medical sciences, 1902).

C. K. Homme, 17 ans. Fièvre légère, il y a six ans. A son entrée à l'hôpital, rachialgie, pas d'appétit, diarrhée. La rachialgie a été le premier symptôme il y a deux semaines. Face congestionnée, langue saburrale. Pouls 80, de bonne qualité. Céphalalgie. Temp. 38,6. Rien aux poumons. Souffle systolique à la pointe. Matité de la région splénique étendue, pas perceptible à la palpation. Abdomen souple. Nombreuses taches rosées. Leucocytose : 5.700. Pas d'albumine.

Pendant les six jours suivants, symptômes d'une fièvre typhoïde légère. La température oscille de 39°2 à 39°4. Pendant ce temps, il a pris six bains dont quatre les deux derniers jours. Il y eut quelques selles.

Le *12 août*, 21 jours après le début de la maladie, le malade commença à ressentir dans l'abdomen une douleur qui accrut progressivement d'intensité depuis 6 h. 30 du matin. D'abord localisée à la partie inférieure de l'abdomen, elle se généralisa bien vite. Il y eut une douleur également au gland. Vomissement composé d'une petite quantité de lait caillé à 8 heures. Température à 6 h. du matin de 38°3 monta à 9 h. à 39°. Pouls de 72 à 101. Leucocytose : 4.400.

Abdomen modérément distendu et tympanique. Sensibilité localisée à la moitié inférieure de l'abdomen : rigidité prononcée des parois.

Opération : État pas complètement défavorable à l'intervention ; légère anesthésie. Cinq heures après le premier symptôme. Incision oblique de 8 centim. On trouve beaucoup de liquide brun clair contenant beaucoup de matières fécales. Exploration du cœcum et de l'iléon sur une longueur de 1 mètre. Perforation à 8 centim. du cœcum, sur le bord libre de l'intestin, de 3 millim. de diamètre au milieu d'une zone indurée de 2 centim. Pas d'autre perforation. Suture de la perforation sous une double rangée de sutures à la Lembert. Iléon et cœcum congestionnés. Appendice normal. Pas d'adhérences ni de ganglions. Péritoine pariétal légèrement congestionné. Lavage de la cavité abdominale à l'eau stérilisée. Drainage à la gaze iodoformée. Suture de la paroi au crin de Florence. Injection hypodermique de strychnine et de sept cents cmc. de solution salée. Pouls rapide, faible, par moments imperceptible.

Traitement ultérieur : strychnine, lavements alimentaires et stimulants, diète hydrique. Injections sous-cutanées de sérum artificiel, lotions, oxygène.

Délire léger : par moments, divagations. Légère distension abdominale ; pas de douleur sauf le lendemain de l'opération. Diarrhée profuse et sombre pendant les dernières 24 h. ; ce symptôme joint à la douleur susdite fit penser à une seconde perforation. La température est entre 39 et 40° ; le pouls de 120 à 130. Le 15 août, l'état du malade empira : le pouls augmente de fréquence et progressivement faible. Distension générale de l'abdomen, surtout à l'épigastre. Râles humides ; dyspnée. Mort après six heures d'agonie, soixante quinze heures après l'opération.

Autopsie : péritonite localisée autour de la région de l'iléum qui avoisinait la mèche de gaze. Résorption presque complète de la suture au catgut, l'ulcération était ouverte de nouveau. Quatre autres perforations s'ouvraient aussi dans cette zone. Plusieurs ulcères confluents non perforés siègent sur le cœcum. Pas de péritonite généralisée. Cultures bactériologiques : colibacille.

OBS. 12. — *Perforation intestinale dans la fièvre typhoïde — Laparotomie. — Mort. — Ibidem.*

J. B. âgé de 17 ans est atteint de fièvre typhoïde grave. Entré le 13 août. Céphalalgie : malaise général ; constipation ; frissons. Le jour de son entrée, épistaxis. Face congestionnée. Langue saburrale ; tremblement. Abdomen légèrement tendu. Pas de tympanisme ni de sensibilité ; pas de taches rosées. Leucocytose, 5.980. Pas d'albumine. Pouls 116. Température, 39°. Rien au poumon, ni au cœur.

Pendant les quatre jours qui suivent son admission, il présente les symptômes d'une fièvre typhoïde grave. Symptômes nerveux : légère douleur dans l'abdomen après deux bains : après ceux-ci, la réaction ne se fait pas.

18 août, à 8 heures du matin, après le bain le malade ressent une douleur subite et violente à la partie inférieure de l'abdomen : elle continue quelque temps, puis disparaît. Rien du côté de la température, pouls faible.

19 août, légère douleur dans l'abdomen. Abdomen légèrement distendu, diarrhée profuse. Après cela, la douleur disparaît. Pas de vomissements. Leucocytose : 8.000, le matin, 10.000, le soir.

20 août, pas de douleur abdominale. Sensibilité légère

dans la région pubienne et inguinale gauche. Bain. Selles contenant quelques caillots de sang.

21, dix-huitième jour de la maladie; à 2 heures du matin, il ressent dans son bain une violente et soudaine douleur dans l'abdomen. Abdomen rigide, pas distendu et sensible. Température au même chiffre. Pouls de 80 à 110.

A 2 h. 15, selle contenant une petite quantité de sang; le malade vomit à 3 heures une petite quantité de lait caillé. Douleur continue. Sensibilité très marquée dans la région de la fosse iliaque droite.

A 9 heures, le malade est dans un état pire que le matin. Ongles et lèvres cyanosés. Pouls, 120 petit volume. Respiration thoracique. Sensibilité générale de l'abdomen. Défense musculaire marquée. Abdomen modérément distendu, tympanisme.

Opération : 8 heures après la perforation. Anesthésie au chloroforme. Incision de 9 centim. Il s'écoule une faible quantité de liquide noir contenant du lait caillé.

A 25 centim. du cœcum, perforation de 3 millim. de diamètre sur le bord libre de l'intestin; à sa base, ulcère induré. Au voisinage, pas d'autres perforations. Occlusion par deux rangées de sutures à la soie fine à la Lembert. Cœcum et appendice normaux. Pas d'exsudats, pas d'adhérences. Grand lavage à la solution salée chaude.

Etat du malade pendant l'opération; pouls faible, respiration peu profonde; teint mauvais. *Mort*, six heures après l'opération.

Examen bactériologique du liquide contenu dans la cavité abdominale : bacillus coli communis.

Autopsie : suture intestinale intacte. Pas d'autres perforations. Péritonite généralisée.

Obs. 13. — *Perforation intestinale au cours de la fièvre typhoïde. — Anesthésie locale. — Laparotomie. — Mort. — Ibidem.*

T. D., homme de 31 ans. Cas léger de fièvre typhoïde avec rechute légère. A son admission à l'hôpital : constipation, hémorrhagie, malaise, céphalalgie, anorexie. Pas d'épistaxis. Leucocytose : 5.700.

Pendant trois semaines, la fièvre suit son cours, la température ne monte pas au-dessus de 39°. Pas de douleur dans l'abdomen ni d'hémorrhagie.

Le trente et unième jour de la maladie la température commença à monter et le malade fait une rechute. Nausées, vomissements ; pas de douleur abdominale ; ventre souple, pas distendu ; un peu de constipation.

Le quarante-troisième jour de la maladie et le douzième de la rechute, le malade prend un lavement à 9 heures du matin suivi d'effet mais aussi d'une légère douleur dans l'abdomen. Cette douleur cesse cependant et à 10 heures le malade dort tranquillement. Pouls, 100.

Quelques minutes après le malade est en état de shock ; cyanose, tremblements, pouls 120 très compressible. Température 39°8. Douleur violente dans l'abdomen. Distension ; pas trop de sensibilité. Vomissements verts. Leucocytose : 31.600. Pouls 130.

A 11 heures du matin, opération une heure après le premier symptôme.

Anesthésie locale à la cocaïne ; injection hypodermique de morphine.

Ouverture de l'abdomen par une incision oblique : on trouve dans la cavité péritonéale un peu de liquide brun. Cæcum normal. Appendice normal. Perforation siège à 45 centim. du cæcum, sur le bord libre de l'intestin, du diamètre de 3 millim. Occlusion de cette perforation par deux rangs de suture à la Lembert. Pas de traces d'autre perforation. Grand lavage à la solution salée chaude. Pas d'adhérences. Drainage à la gaze. Etat du malade n'a pas empiré.

Strychnine et lavements alimentaires : injections souscutanées de solution saline. L'abdomen est légèrement distendu ; tympanisme généralisé ; légère sensibilité. Douleur dans l'abdomen ; léger écoulement par la plaie.

Mort à 10 heures du soir, deux jours après, cinquantehuit heures après l'opération. Cultures bactériologiques du liquide trouvé dans la cavité abdominale : coccus et beaucoup de bacilles.

Autopsie : suture intacte ; perforation bien fermée. Pas de nouvelle perforation. Pas de péritonite généralisée, pas d'adhérences.

OBS. 11. — *Signes de perforation intestinale au cours de la fièvre typhoïde. — Laparotomie. On ne trouve rien. — Guérison. — Ibidem.*

H. B. — Jeune fille de 16 ans. Cas grave de fièvre typhoïde. Deux jours avant d'entrer à l'hôpital, malaise général : épistaxis, anorexie ; vomissements peu fréquents. Selles régulières.

Au moment de son admission : langue saburrale ; pouls fort bat à 200. Température : 40° 1. Rien au cœur et aux poumons. Abdomen souple ; pas de taches rosées ; leucocytose : 9.930.

Le 5 janvier : symptômes d'une fièvre typhoïde grave. Température entre 40 et 40°5. Le pouls bat entre 110 et 120 ; de bon volume. Symptômes nerveux marqués. Délire ; le malade ne répond pas aux questions.

Le 6 janvier : le malade se plaint d'une douleur abdominale ; légère distension sans rigidité.

Le 7 janvier : délire continue ; douleur dans l'abdomen ;

légère distension ; un peu de tympanisme. Rigidité musculaire prononcée. Pouls mauvais bat de 130 à 140.

Température à 5 heures du soir 39°2 ; à 8 heures du soir 40°8.

Leucocytose : 15.100 — Quatre heures après le premier symptôme, à 9 heures 45, on pratique l'opération. Anesthésie locale à la cocaïne, injection hypodermique de morphine. Incision dans la région iliaque droite ; on ne trouve pas de liquide libre dans la cavité abdominale : pas de congestion de l'iléum et du cœcum ; pas d'adhérences. On ne trouve pas de perforation ; on suture l'incision abdominale et on badigeonne la suture au collodion pour arriver à une occlusion complète. L'état de la malade ne paraît pas avoir été modifié par l'opération.

Après l'opération, on continue les bains froids, la leucocytose est à 10.660 pour tomber cinq jours après à 9.000.

La convalescence est normale et la malade, guérie, quitte l'hôpital un mois 1/2 après son entrée.

OBS. 13. — *Perforation intestinale au cours de la fièvre typhoïde. Laparotomie après anesthésie locale. Guérison. — Ibidem.*

C. W. Jeune homme de 17 ans, malade depuis une semaine a gardé le lit, se plaignant de céphalalgie, rachialgie et gastralgie. Il a eu quelques nausées et manque d'appétit. Epistaxis fréquemment. Constipation.

Au moment de son admission, le 16 juin, il présente les signes suivants : face congestionnée ; lèvres sèches ; langue saburrale. Pouls 80, plein, compressible. Température : 39°6. Cœur et poumons normaux. Abdomen souple, non distendu. Quelques taches rosées ; Leucocytose : 4.900. Réaction de Widal positive.

Les jours suivants, rien de particulier, ni hémorragies, ni diarrhée ; abdomen souple.

Le 22 juin, le vingtième jour de la maladie, le malade ne prend pas de bain ; à 6 heures 30 il est pris d'une douleur brusque dans l'abdomen, sans localisation définie.

Quelques minutes après, à la visite du soir, pas de distension mais rigidité musculaire marquée et sensibilité généralisée. Le pouls bat à 76 ; la température est de 39°. Leucocytes : 9.300. La douleur arrache des gémissements au malade. Lavement à la térébenthine est suivi de selles jaunâtres et de gaz, mais ne calme pas la douleur. Injection hypodermique de morphine.

A 7 heures 1/2 le pouls est à 110, la température est tombée de 1 degré ; le malade est sombre. Cyanose des ongles et des lèvres. Respiration peu profonde, thoracique. Abdomen pas distendu ; rigidité marquée à la partie inférieure et à droite. Sensibilité générale considérable. Leucocytes : 13.000 et une demi-heure après 13.300.

L'opération est pratiquée à 9 heures 30 du soir, le même jour, trois heures après le premier symptôme. Anesthésie locale à la cocaïne, injection hypodermique de morphine.

A l'ouverture du péritoine, il s'échappe une petite quantité de liquide jaune grisâtre. Perforation siège sur le bord libre de l'iléum à onze cm. de la valvule iléo-cœcale. Elle mesure deux millimètres de diamètre et laisse sourdre, à la pression, le contenu intestinal. Elle siège au milieu d'une induration de 2 cm. de large. Appendice normal. Pas d'adhérences. Enfouissement de la perforation sous une double rangée de sutures à la Lembert, à la soie. Grand lavage à l'eau stérilisée. Suture et drainage avec un tube de verre.

Traitement ultérieur : lavements alimentaires, strychnine, diète hydrique.

Convalescence sans accidents. Température à 37°2 une semaine après l'opération. Le malade sort guéri le 19 août, 58 jours après l'opération.

Obs. 16. *Perforation intestinale au cours de la fièvre typhoïde. Laparotomie. Ebauche d'enkystement. Mort. Ibidem.*

J. K., Homme de 28 ans, est admis à l'hôpital le 20 août. Il se plaint de douleurs abdominales. Il y a huit jours il se plaignait de céphalalgie, les douleurs datent de six jours accompagnées d'un peu de distension. D'abord il y eut de la diarrhée, puis les jours suivants, constipation. Ni vomissements, ni épistaxis, ni fièvre.

Langue sèche et saburrale. Pouls : 120, irrégulier et fort. Température 38° 5.

Abdomen distendu ; tympanisme, un peu dur, un peu sensible à la pression. Pas de taches rosées. Leucocytose : 10.600.

Diagnostic : péritonite généralisée par perforation. Opération matériellement impossible à ce moment.

Le lendemain à 9 heures du matin on constate une distension de l'abdomen extrême, tympanisme généralisé, rigidité musculaire et sensibilité généralisée, marquées. Pouls : 140 ; mauvais. Température : 40° 9.

Opération à 10 heures 30, longtemps après le premier symptôme, on pratique l'opération. Anesthésie à l'éther.

A l'ouverture du péritoine, il s'écoule un peu de liquide de couleur paille et une petite quantité de pus contenant des matières fécales.

La perforation de 2 millimètres de diamètre siège sur le bord libre de l'iléum à 30 cm. du cœcum. Suture de la perforation sous deux rangées de sutures au catgut. On constate des adhérences lâches considérables agglutinant les anses intestinales du voisinage de la perforation. On ne trouve pas d'autre perforation, on constate la présence de beaucoup de pus dans le bassin mais très peu sous le foie. Grand lavage à l'eau stérilisée. Drainage à la gaze et par un tube de verre allant de la région sous hépatique au petit bassin.

Mort dans l'après midi, quatre heures après l'opération.

Autopsie : tuberculose des sommets, pneumonie.

La perforation était bien fermée par les sutures.

Pas d'autres perforations que celle trouvée pendant l'opération.

OBS. 17. — *Cas de perforation au cours de la fièvre typhoïde. — Précédé de la rupture de ganglions mésentériques. Salpingo-ovarite. Mort consécutive à une 2ᵉ perforation* (W. TAYLOR. *Dublin, Journ. of Medical Science,* 1901. I).

Mᵐᵉ C. entre à l'hôpital, au commencement de juillet 1899, atteinte de fièvre typhoïde. Deux ou trois semaines avant son admission, elle a eu un avortement. Depuis, sa convalescence semble bien marcher puisqu'on lui permet de se lever le 13 août ; elle parait bien se porter jusqu'au 19, jour où elle se plaint d'une douleur soudaine dans l'abdomen et où, très affaiblie, elle doit se remettre au lit.

On administre des sédatifs, on fait des lotions, on donne des lavements qui sont sans effet jusqu'au 21, jour où la malade commença à vomir et, comme on ne pouvait pas obtenir de selles, on fit le diagnostic d'obstruction intestinale (probablement produite par une bride).

Appelé par téléphone pour opération d'urgence, je trouve la malade dans un très mauvais état, vomissant, le pouls filiforme et rapide, l'abdomen distendu et sensible.

Ouverture de l'abdomen sur la ligne médiane. L'intestin était très distendu et l'évidence d'une péritonite par places était évidente.

On ne découvre pas de bride, mais on trouve trois petites collections purulentes dans le mésentère ; collections dues au ramollissement des ganglions lymphatiques du mésentère. On peut les nettoyer facilement avec des éponges et on lave au sublimé au 1/1000.

Pendant que j'introduis la main dans la région pelvienne une grande quantité de pus jaillit ; un examen attentif me montre qu'elle a son origine d'une suppuration de l'ovaire droit.

Devant la menace d'une syncope, je ne voulus pas enlever l'ovaire comme j'en avais eu l'idée d'abord, je me contentai de débrider l'orifice d'où s'écoulait le pus et je lavai l'abdomen avec la solution saline à la température de 44°.

Suture de la paroi abdominale et drainage à la gaze qu'on place au contact de l'ovaire malade.

J'administre largement la strychnine et l'alcool.

Le soir, la température était à 39°8 c : le pouls à 128 bien frappé. Il y eut deux selles. L'état chirurgical n'empira pas, mais la malade sembla faire une rechute de fièvre typhoïde.

Le 4 septembre, quinze jours après l'opération, alors que tout semblait s'améliorer, la malade se plaignit de l'abdomen et vomit immédiatement. Le pouls monta à 132; et comme il n'y avait pas eu de suppuration depuis plus d'une semaine, on crut que le pus de l'ovaire malade s'était accumulé de nouveau et avait fait une nouvelle irruption dans la cavité pelvienne. Conséquemment je fis une incision nouvelle à l'angle inférieur de la plaie et je trouvai une perforation d'un ulcère d'où s'étaient échappées les matières fécales. Les parois de l'intestin étaient si minces, au voisinage de l'ulcère, qu'on pouvait voir facilement le doigt au travers.

L'état de la malade empêchant l'excision de l'anse intestinale, je retournai les bords de la perforation et je passai, à travers les parois, un fil de fine soie, l'état de l'intestin ne me permettant pas un autre mode de suture.

J'épongeai les fèces extravasées et lavai l'abdomen à la solution saline. Drainage à la gaze.

La malade alla bien pendant une nouvelle période de quinze jours jusqu'au 19 septembre, jour où on constata, sous le pansement, la présence de matières fécales. Le collapsus survint, mort en quelques heures, les matières fécales sortant librement par la plaie.

L'autopsie montra la présence d'une nouvelle perforation siégeant à un pouce de la suture que j'avais faite et qui était guérie. Sur une longueur de un mètre l'intestin paraissait privé de sa membrane muqueuse et était aussi mince que du papier.

Le point digne de remarque est que la suture guérit chez une malade affaiblie par la fièvre typhoïde et soixante-quatre jours après les premiers symptômes.

OBS. 18. — *Opération au cours d'une fièvre typhoïde au moment du stade qui précède la perforation d'un ulcère. Guérison. (Robert G. LECONTE, Annals of Surgery, 1901. XXXIII, p. 645.)*

Un nègre de 23 ans entre à l'hôpital le 23 décembre 1896. Toujours bien portant, travaillait encore trois jours avant son admission quand il commença à souffrir du creux de l'estomac, il était constipé et sans appétit. La douleur se localisa bien vite à la fosse iliaque droite et devint alors très forte et constante. Frissons, fièvre ; pas de vomissements ; épistaxis ; céphalée ; rachialgie.

Température : 38°8 ; pouls 88. Langue saburrale ; pas de tremblement.

Ulcère spécifique sur le pilier gauche du voile du palais. Abdomen distendu ; tympanisme. Rigidité des muscles de l'abdomen plus marquée à droite qu'à gauche ; sensibilité exquise de la fosse iliaque ; petite tumeur aisément palpable, mate à la percussion. Pas d'augmentation du volume de la rate.

En raison des symptômes et de la soudaineté de l'accès, on fait le diagnostic d'appendicite et on décide l'opération immédiate.

Éthérisation ; ouverture du péritoine au-dessus de la tumeur. Immédiatement, il sort un liquide séreux au milieu duquel on voit des flocons de lymphe. Une anse de l'intestin de 15 ou 20 centimètres de long est repliée sur elle-même et fixée dans cette position par des adhérences récentes. Les adhérences sont rompues et par la plaie abdominale on extrait cette portion d'iléon, le cœcum et une partie du colon ascendant. Cette portion de l'intestin est enflammée, très congestionnée et tapissée de sérosité. On peut constater alors la présence sur l'intestin de cinq ou six taches de la grosseur d'une petite olive, de coloration pourpre, avec au centre, un noyau de gangrène noir bleuâtre. Ces zones de gangrène siégeaient aussi bien sur le côlon ascendant, que sur le cœcum et l'intestin grêle. Il était évident que si l'intestin était abandonné tel que, la perforation allait se produire et la péritonite s'ensuivre.

Cette zone de l'intestin fut entourée de gaze, dans la cavité abdominale après résection de l'appendice. Deux sutures furent faites aux angles de l'incision et le reste de la plaie fut bourré de gaze.

La température qui après l'opération était normale monta rapidement à 40°. Le pouls, bien frappé, battait à 120.

Trente-six heures après survenait, à travers la blessure, une véritable débâcle de pus et de matières fécales. Dix jours après la quantité des matières fécales extravasées diminua et quatre semaines après l'opération, la fistule était complètement guérie.

Mais en même temps, le malade était pris de symptômes habituels de fièvre typhoïde : tremblement de la langue ; bords rouges ; puis survint un certain degré d'hébétude et de dépression mentale ; émaciation rapide ; selles profuses ;

tympanisme persistant. Réaction de Widal positive. Pendant vingt jours la température oscilla entre 39°3 et 39°4 puis tomba graduellement à la normale. Rien d'anormal pendant la convalescence.

Le malade sort de l'hôpital cinquante jours après son admission.

OBS. 19. — *Intervention pour perforation intestinale au cours de la fièvre typhoïde. Mort. (AUVRAY, Soc. anatom., Paris, 1901. Tome III.)*

Une petite fille en traitement à l'hôpital Trousseau présentait tous les signes d'une fièvre typhoïde; elle eut un jour une hémorrhagie abondante.

Le lendemain la température céda brusquement et tomba de 40 à 37°, mais il ne se produisit aucune évacuation sanguine nouvelle. Or c'est sur l'absence de toute hémorrhagie nouvelle et sur la chûte brusque de la température que l'on s'appuyait pour faire le diagnostic de perforation intestinale. L'état demi-comateux de l'enfant ne permettait d'en obtenir aucun renseignement. Néanmoins étant donné l'état du ventre qui ne présentait pas de ballonnement, ni de contracture de la paroi et dont l'examen semblait absolument indolent, l'existence de la perforation fut mise en doute.

Cependant en présence de l'opinion des médecins et estimant que dans l'hypothèse d'une perforation comme dans celle d'une hémorrhagie la malade n'avait qu'à bénéficier de l'intervention chirurgicale, l'intervention est décidée.

Laparotomie latérale au niveau de la fosse iliaque droite: dès l'ouverture du péritoine il n'y avait pas trace de péritonite, et l'intestin parait absolument normal. Il n'y avait pas de traces de plaques de Peyer en voie d'ulcération.

L'intestin était vide, aplati, et l'existence d'une hémorrhagie intestinale ne devait pas plus être mise en avant que la perforation intestinale.

L'opération fut exécutée en quelques minutes.

La petite malade mourut 12 heures après l'intervention, l'autopsie ne démontra aucune lésion de l'intestin grêle, pas de plaques de Peyer ulcérées : d'une façon générale les organes étaient congestionnés ; le foie semblait particulièrement malade ; il était congestionné, avait le caractère du foie infectieux : on a pensé à l'ictère grave.

Examen microscopique impossible en raison de l'état de putréfaction des viscères.

OBS. 20. — *Perforation au cours de la fièvre typhoïde Laparotomie. Guérison.* (Richard DAVIS. *American Medicine,* janvier 1902.)

C..., femme de 17 ans, était arrivée à la quatrième semaine d'une fièvre typhoïde qui suivait son cours normal. La température était arrivée à 40°, jamais elle n'avait dépassé ce chiffre.

Depuis trois ou quatre jours tous les symptômes s'amélioraient et elle paraissait toucher à sa guérison lorsque le 16 juin à 12 h. 30 elle fut prise d'une violente et soudaine douleur dans la partie inférieure de l'abdomen : la douleur fut si atroce qu'elle lui arracha des cris. Ayant été appelé pour une consultation, j'avais été absent pendant 24 heures et il ne me fut possible d'être au lit de la malade qu'à 4 h. 30 du même après-midi.

Je constatai que le pouls était à 150 ; la température à 40° ; la peau de la malade était couverte d'une sueur visqueuse, la respiration très rapide, et immédiatement au-dessous de l'ombilic, une sensibilité très marquée. Je fis le diagnostic de perforation et je résolus d'intervenir immédiatement.

Après avoir ouvert l'abdomen et inspecté la dernière portion de l'iléum je trouvai une perforation du diamètre d'une tête d'épingle à 20 cm. de la valvule iléo-cœcale. Une petite quantité du contenu de l'intestin et des gaz fétides s'échappaient par cet orifice.

Je pratiquai l'occlusion de la perforation par une suture à points séparés en me servant de fil de batiste et d'aiguille à coudre.

J'essuyai l'intestin ; je fis un lavage de la cavité abdominale avec la solution salée chaude et je suturai les parois.

La malade a complétement guéri sans accident.

Cependant, le troisième jour après l'opération, elle eut quelques vomissements que je calmai facilement en administrant, à la malade, de petites doses de calomel.

OBS 21. — *Perforation intestinale dans le cours d'une fièvre typhoïde. Laparatomie. Fistule. Guérison.* (HARVEY CUSHING, *Annals of Surgery. 1901. XXXIII*).

Un jeune Allemand, dans le pays depuis deux semaines, entra dans le service du D{sup} Osler le 20 mai 1900. 20 ans.

Diarrhée et vomissements. Sa mère et sa sœur étaient mortes récemment de fièvre typhoïde. Toujours bien portant.

Début de la maladie quatre jours avant son admission. Il quitte son métier de boulanger. Il est obligé de se mettre au lit où il tombe sans connaissance. Il est pris de quelques vomissements. le jour suivant, fièvre, diarrhée considérable. Cinq ou six selles.

A son entrée, l'examen montre qu'il s'agit d'un sujet bien nourri et qui présente à peine l'aspect typhique. Température, 38°3. Pouls non accéléré, bien frappé. La seule chose dont le malade se plaint est une douleur abdominale. Pas de spasmes de l'abdomen ; légère distension avec du tympanisme léger mais généralisé. La principale douleur est reportée à l'hypochondre gauche et à la région lombaire. Rate légèrement perceptible, le bord est ferme. Pas de taches rosées. Nombre de leucocytes, 8.800.

30 mai : Leucocytes, 5,000. L'état fébrile du malade est suffisamment accusé pour justifier les précautions nouvelles dont on use à son égard : administration de bains froids, etc. On note, à cette époque, un peu de douleur dans le ventre, rigidité, sensibilité à la palpation.

Le malade prend son tube régulièrement, mais, souvent, il se plaint d'une douleur dans l'abdomen pendant l'immersion et présente quelquefois de la cyanose ensuite. Une fois, suivant les dires de l'infirmière, il tomba dans le collapsus. A cette occasion, comme il y avait une exagération marquée du côté des symptômes, il y eut une consultation chirurgicale au cours de laquelle on dicta la note suivante :

« Le malade est quelque peu cyanosé : ses extrémités sont froides. Il se plaint de sa douleur dans le ventre et grogne contre le tube dont il sort. Il ne sue pas. Ventre plat, uniformément rigide ; quelques légers spasmes musculaires sont déterminés par la pression dans la fosse iliaque droite où on localise la douleur et la sensibilité. Pas de matité dans les flancs, la matité hépatique ne s'étend pas à plus de deux doigts du bord costal. Examen du rectum négatif, bien qu'il soit pratiqué pendant que la vessie est pleine.

« Son voisin de lit dit qu'il a été pris de hoquet à deux ou trois reprises et sur l'oreiller, au voisinage de sa bouche, on constate la présence d'une tache formée par un liquide de réaction acide. »

Le nombre des leucocytes est de 10.000. Rien de particulier dans l'attitude du malade. Le pouls, à ce moment, bat à 110 degrés. La température, qui deux heures avant était à 39°4, est tombée à 37°1.

N'ayant pas examiné le malade auparavant et n'étant pas habitué à trouver la paroi dans cet état, je ne me décidai pas, malgré l'encouragement de l'entourage, à l'exploration immédiate. Et apparemment, j'eus la justification de cette décision, en ce fait que pendant les quelques heures qui suivirent il y eut amendement de symptômes.

Pendant la nuit, il y eut une selle sanglante (200 cmc.).

Les notes suivantes furent prises à ce moment :

« Malade dans le collapsus; extrémités cyanosées et froides. Il vient d'être retiré du bain. Il y a une chute de température de quelques degrés (37°2). Mais elle est rapidement revenue à son chiffre initial (40°). Vomissements qu'on n'a pas vus, mais qu'on soupçonne venir de l'estomac, en raison de la nature ou de la tache qui se trouve sur l'oreiller. Les parois abdominales ont la rigidité du bois, c'est l'état habituel du malade lorsqu'il sort du bain. Pas de spasmes musculaires; mouvements de l'abdomen à chaque acte respiratoire. Douleur sans caractères spéciaux. 10.000 leucocytes sont comptés aussitôt après ce symptôme. Rien de particulier dans l'attitude. Pas d'agitation. Sensibilité considérable à la pression, particulièrement dans la fosse iliaque droite. Pas de matité à la percussion. Sensibilité considérable dans la région recto-vésicale, la vessie étant pleine, le cathétérisme donna 500 cmc. d'urine fortement colorée. »

4 juin. — Durant la nuit, on compte les leucocytes: à minuit, 10.000; à 1 heure du matin, 9.900; a 2 heures, 5.400; à 3 heures, 5.200; à 4 heures, 5.200.

Dans la matinée, le malade était si bien et les symptômes abdominaux tellement atténués que pendant la journée on crut démontré par la clinique que le cas était une fausse perforation.

A 3 heures après-midi, le malade évacua quelques caillots de sang, et à 5 heures 200 cmc. de sang liquide et caillé.

5 juin. — Bonne nuit. Le malade est assoupi ; pas de changement appréciable dans les symptômes abdominaux. A 5 heures 30, on compte les leucocytes et on en trouve 17.000 et le malade vomit un peu après avoir pris ses aliments.

A 7 heures, les leucocytes sont au nombre de 11.000, et à 8 heures de 11.500.

Il devient rapidement très faible ; il est très assoupi ; son pouls faible bat à 140. Evidemment, l'état du malade semble avoir empiré et il semble probable qu'une lésion péritonéale s'est établie quarante-cinq heures après la crise ci-dessus décrite ; aussi une laparotomie exploratrice est-elle décidée.

A 9 heures du soir, intervention a lieu. Anesthésie locale à la morphine et à la cocaïne. Incision oblique sur la région de l'appendice. A l'ouverture de la cavité péritonéale, on constate l'existence d'une réaction péritonéale ayant débuté il y a quelques heures. Le cœcum, l'iléon à son voisinage, le péritoine de la fosse iliaque droite sont tapissés de fibrine. Pas d'ulcération à l'appendice.

Perforation de 1 cm. de diamètre, à huit centimètres du cœcum, qui est immédiatement enfouie sous une double rangée de sutures. Outre cette perforation, l'intestin, passablement congestionné, présente à son voisinage, sur une longueur de quelques centimètres, une série de plaques minces correspondant aux plaques de Payer ulcérées. Il est impossible de pratiquer une inversion sous sutures de toute cette zone. On pratique, pendant une heure, un grand lavage de la cavité péritonéale par un gros tube de drainage qu'on dirige dans toutes les directions : le bassin contenant, en effet, plusieurs onces d'un liquide séro-purulent trouble dans lequel l'examen microscopique montra la présence de quelques leucocytes de beaucoup de bacilles, mais pas de streptocoques.

En raison de l'aspect gangréneux de l'iléum, l'épiploon,

qui par bonheur était très long, fut accolé le long de l'intestin et maintenu sur une longueur de onze ou douze
centimètres par une rangée de fines sutures. Cette portion
de l'intestin fut placée parallèlement à la plaie abdominale, maintenue dans cette position avec de la gaze, afin de
permettre un contrôle ultérieur, d'établir un anus contre
nature dans le cas où la péritonite eût engendré de la para-
lysie de l'intestin, et enfin de ménager aussi une sortie
aux matières en cas de nouvelle perforation. Suture des
deux bouts de l'incision.

Pendant l'opération, qui a duré plus d'une heure, le
malade n'a pas souffert.

Depuis le 5 juin, le nombre des leucocytes tombe progressivement, pour n'être plus que de 300 le 11 à 6 heures
du soir.

Deux jours après la laparotomie, l'abdomen du malade,
pour la première fois depuis l'admission de ce dernier à
l'hôpital, est souple et ne présente pas de rigidité. Le 14
juin, huit jours après l'opération, la partie de l'intestin,
située à l'angle inférieur de la plaie, précisément voisine
de l'anse sur laquelle avait été faite la greffe épiploïque,
livra passage à une mince escarre, et il se produisit une
fistule stercorale qui persista quelque temps.

La plaie abdominale fut largement débridée, afin de pou-
noir observer le bout inférieur de l'intestin ; la blessure se
referma elle-même, et le malade quitta l'hôpital au commencement d'Août.

OBS. 2). — *Cas de guérison après perforation d'un
ulcère typhique et intervention. Fistule. Guérison. (W.
JONES. Annals of. Surgery, 1902-34.)*

N..., âgée de vingt ans, entre à l'hôpital le 27 septembre
1900. Elle est atteinte depuis une semaine de fièvre

typhoïde grave. La température est élevée. Dès la cinquième semaine, la température commence à baisser, tombe à la normale le matin et, pendant deux jours, arrive à 38°3 le soir.

Le 20 octobre, à 5 heures du soir, la malade s'étant levée pour uriner, ressentit, en s'asseyant, une douleur violente et soudaine dans la partie inférieure de l'abdomen, un peu à droite de la ligne médiane.

A 6 heures du soir, elle est prise de frissons pendant une heure et elle vomit beaucoup.

A 9 heures 30, le docteur Moore la voit, trouve une température à 39°4, le pouls bat à 140. Le corps est recouvert de sueur visqueuse. On note une expression d'anxiété de la face, les cuisses sont fléchies. Violentes douleurs dans l'abdomen, surtout marquées dans la région iliaque droite. Sensibilité également localisée. Le Dr Moore fait le diagnostic de perforation intestinale et préconise l'opération le plus tôt possible. L'absence des parents de la malade fait qu'on ajourne l'intervention immédiate.

Le 21 octobre, à 9 heures du matin, je vois le malade avec le Dr Moore.

Température : 37°7 ; pouls : 14°, très faible. Les parents ont répondu et l'opération immédiate est décidée, malgré l'état de la malade qui est considéré comme désespéré.

A l'ouverture de l'abdomen, il s'échappe des gaz. On constate que la cavité péritonéale contient une grande quantité de liquide séropurulent au milieu duquel on distingue quelques flocons d'exsudat jaunâtre. Immédiatement au-dessus de la vessie, les anses intestinales sont accolées les unes aux autres par des adhérences lâches. On cherche la perforation sans résultat. Sur une certaine étendue, l'intestin est tapissé du même exsudat jaune. On constate que l'appendice, recouvert également par le même exsudat, est sain ainsi que son méso.

Un liquide septique remplit la cavité pelvienne, les

intestins baignent dans ce liquide dans la fosse iliaque droite et sous le foie.

Un examen rapide ne permet pas de découvrir la perforation et je me décide à traiter le malade comme pour une péritonite purulente diffuse.

En conséquence, je fais un grand lavage de la région infectée. Je me sers de la solution salée chaude.

Drainage par la plaie abdominale médiane à l'aide de mèches de gaze : puis je dispose dans la région lombaire droite deux gros drains de caoutchouc passant sous la face inférieure du foie et arrivant jusque dans la cavité pelvienne.

Je prends ces précautions avec la plus grande rapidité possible. L'état de la malade, quand elle quitte la table d'opération, est le même qu'au début de l'opération. Elle reprend vite connaissance.

Le second jour qui suivit l'opération, il se produisit une débâcle de matières fécales par l'incision médiane ; ceci continua pendant deux ou trois jours ; puis l'extravasation diminua peu à peu jusqu'à la fin de la semaine, où elle cessa tout à fait.

Pendant ce temps, la température était restée normale.

Mais à ce moment la malade fit une rechute de fièvre typhoïde et, par la fistule, il se fit un écoulement de matières fécales.

La fièvre continua pendant trois semaines.

Depuis ce moment, la convalescence est ininterrompue.

La fistule stercorale s'est spontanément et complètement fermée.

La malade a guéri complètement.

Obs. 23. — *Cas de fièvre typhoïde ambulatoire avec perforation intestinale. Laparotomie. Guérison. (Berg, New-York Medical Record. 1901-59.*

Le 18 août 1900, J. H., 7 ans, est admis à l'hôpital avec le diagnostic de péritonite diffuse séro-purulente consécutive à une appendicite. 10 heures soir.

La maladie remonte à une semaine : céphalalgie, lassitude, pas de douleur abdominale. Selles régulières et normales. Pas de fièvre; l'enfant n'a jamais gardé le lit. Dans la matinée du jour de son admission, il s'est plaint d'une violente douleur localisée à la fosse iliaque droite. Pas de collapsus pendant cette période. Il y a une selle après cette crise douloureuse: pendant la journée, il a eu un grand frisson, puis de la fièvre et a vomi une fois.

L'examen permet de constater une température de 39°4; le pouls bat à 136. Cœur et poumons normaux. Abdomen très distendu et sensible, surtout dans la fosse iliaque droite. Rigidité de la paroi abdominale.

La percussion des flancs dénote une légère matité. Langue sèche, saburrale. Pas d'éruptions. Foie et rate de volume normal.

L'opération est décidée à minuit, vingt-deux heures après le symptôme douleur. Anesthésie au chloroforme. Incision des parois abdominales dans la région de la fosse iliaque droite. On constate la présence de liquide séro-purulent dans la cavité abdominale. Le péritoine présente une congestion intense. Pas d'adhérences. Les ganglions lymphatiques péritonéaux sont très tendus du volume d'une noix. On trouve facilement l'appendice qui est lié à la base et enlevé. Il était d'ailleurs sain. Tout l'intestin grêle est congestionné: l'iléum présente un point proéminent correspondant à une plaque de Peyer et au centre de cette petite tumeur, se trouve une perforation de dimension d'un grain de millet qui livre passage à un liquide blanc-jaunâtre.

Suture de la perforation par une double rangée de sutures à la Lembert. On ne trouve pas d'autres perforations. La cavité abdominale est soigneusement épongée. Drainage à la gaze. Suture de la paroi.

Pendant les neuf jours qui suivirent l'opération, la température oscille entre 37,7 et 40. Pouls à 120.

Il y a eu une selle le second jour, puis tous les jours ensuite : elles n'ont pas l'aspect typhique. Distension de l'abdomen ; pas de taches roses. La gaze est enlevée 48 jours après l'opération.

Dès le neuvième jour, la température et le pouls étaient normaux. Il y eut au niveau des points de suture, un peu d'infection, ce qui retarda l'occlusion de la plaie abdominale. Le malade, sort guéri le 10 octobre.

OBS. 24. — *Perforation d'une ulcération typhique sans extravasation de matières fécales. Opération quatre heures après le premier symptôme. Guérison.* (CUTLER et ELLIOT *in New-York medical Record, 1900. — LVIII.*)

C. S., 19 ans, entre à l'hôpital, le 9 mars 1899, pour une entérite aiguë et le quitte le 14 du même mois, amélioré.

Il revient à l'hôpital le 31 mai 1899.

23 mai, il ressentit de la fièvre, sans frissons, céphalée et perte d'appétit. La veille de son entrée, il a trois vomissements. Pas de douleurs, ni d'épistaxis. Constipation. Langue sèche et saburrale. Pouls régulier et fort. Rien aux poumons, ni au cœur, rien au foie. Rate augmentée de volume. Deux taches rosées sur la poitrine, abdomen distendu et présentant du tympanisme. Globules blancs : 7.600. Pas de réaction de Widal. Le malade est nourri à la diète ; les bains lui sont administrés avec précaution.

6 juin, le malade ressent à 5 heures du matin, une douleur dans l'abdomen ; facies grippé. Abdomen rigide, surtout dans la fosse iliaque droite ; léger tympanisme. Sensibilité générale plus marquée dans la même région. Pouls à 90.

On donne un lavement à l'eau de savon dans lequel on met la valeur d'une cuillerée à thé de térébenthine. Vers 6 heures, grande selle ; trois quarts d'heure après, il appelle l'attention sur lui à cause d'une grande douleur dont il se plaint et de vomissements de nature alimentaire.

On donne de la poudre de Dower.

Une heure après, nouvelle douleur considérable. Il est couché sur le côté gauche avec flexion des cuisses ; facies anxieux ; expression de douleur intense ; pâleur de la face. Pouls s'élève à 120 par minute, sans altération dans l'intensité. Pas de chute dans la température qui est à 39-8.

Abdomen rigide, mais surtout dans la fosse iliaque droite ; léger tympanisme. Sensibilité générale, mais très marquée dans la même région.

Globules blancs : 17.200. Réaction de Widal, nette.

Le patient est revu à 9 heures par le Dr Elliot, qui porte le diagnostic de perforation intestinale et le malade est transporté dans la salle d'opération.

On ouvre, sur la ligne médiane, l'abdomen et on y trouve un liquide trouble, contenant des flocons blancs fibrineux.

Intestins congestionnés, tapissés de plusieurs adhérences fibrineuses blanc-verdâtre. Pas d'agglutination des anses entre elles. Appendice normal. Sur la face libre de l'intestin, on aperçoit une ulcération, dont le centre était prêt à s'escarrifier, cependant, on ne peut, par une faible pression forcer les matières fécales à sortir.

L'ulcère apparaissait avoir les dimensions d'une pièce de un franc ; il était induré, rouge, profond et à son centre, on voyait un cratère grisâtre, de la grosseur d'un pois ; à ce niveau, il n'y avait plus de péritoine et le tout était friable et désorganisé. On n'aperçut pas la muqueuse et il ne parut pas prudent de sonder le cratère, mais c'est par son orifice qu'avaient dû passer les germes infectieux de l'intestin pour donner naissance à la péritonite généralisée.

Suture des bords de l'intestin pour enfouir l'ulcération. On essuie avec soin le bassin ; pas de lavage. Drainage à la gaze.

Bon état du patient après l'opération : pouls à 120 ; température 40°2.

Le lendemain matin, température normale : pouls à 90.

Le surlendemain, on donne un lavement.

Le troisième jour qui suit l'opération, on enlève la gaze.

Le malade fut très bien ensuite, ne se plaignant que de la faim.

Le huitième jour, la température remonte à 40°5 et comme il semblait faire une rechute de fièvre typhoïde, il fut confié de nouveau au D⊤ Cutler.

Il présente à partir du 15 juin, quelques phénomènes du côté de l'abdomen : ballonnement du ventre, tympanisme, pas de sensibilité, taches rosées ; rate pas palpable ; pouls régulier et fort. Globules blancs : 7.000.

Convalescence après lysis, pas d'accidents.

OBS. 25. — *Cas de fièvre typhoïde avec suture de l'intestin perforé ; guérison.* — MALET, DEANESLY *et* PARKER *(British medical journal. — 1901-I).*

Un jeune homme, âgé de 18 ans, fut admis le 18 février 1901 souffrant d'une fièvre typhoïde.

Il était tombé malade le 13 février ; frissons, rachialgie et douleurs dans le ventre. A son admission, la température oscillait entre 37°7 et 39°4, le pouls était entre 68 et 80 ; la langue sèche et saburrale. Pas de bronchite, légère distension de l'abdomen, pas de douleur. La rate n'était pas palpable : pas de taches rosées. Réaction de Vidal douteuse le 19, fut marquée plus tard. On administra un lavement à l'huile de castor, ce même jour. Aucun autre laxatif ne fut donné depuis cette date.

L'état du malade s'améliora d'une façon suivie et le matin du 27 février, la température était devenue normale ; il y avait quinze jours révolus depuis l'apparition des premiers symptômes.

Ce jour-là, à 3 h. 30 du matin, il fut réveillé brusquement par une violente douleur dans l'abdomen ; deux heures plus tard, vomissements. Les mouvements respiratoires abdominaux étaient légers.

L'abdomen était sensible et non distendu. Douleur non localisée, mais était perçue uniformément sur tout l'abdomen. La température était à 35·8 : le pouls à 96.

Matité hépatique normale.

On administra de la térébenthine et l'état général fut amélioré. Le pouls tombe à 84. Mouvements abdominaux plus libres. Cependant, il y eut élévation de la température à 39.

A 10 h. 30 du matin, huit heures après la première attaque, il fut vu par le Dr Deanesly, qui décida l'intervention immédiate.

On n'enlève pas le malade de son lit : on fait une incision oblique de 8 centimètres dans la fosse iliaque droite : il sort environ 100 grammes d'un liquide jaune, en même temps qu'une anse intestinale.

On retire une seconde anse de l'intestin pour l'inspecter et immédiatement, on découvre une perforation au centre d'un ulcère circulaire. Celui-ci était situé sur le bord libre de l'intestin et un liquide jaune et trouble comme celui de la cavité péritonéale s'en échappe aussitôt, ainsi que des bulles de gaz.

On ne voit pas d'autres perforations et on ne fait point de recherches prolongées. On enfouit l'ulcère sous un repli de l'intestin et on le fixe dans cette position par une double rangée de sutures à la soie fine passées dans le tissu sain à quelque distance des limites de l'ulcère. On essuie soigneusement le péritoine et les anses voisines et le cul-de-sac recto-vesical avec de la gaze humide.

Suture du péritoine et du fascia transversalis par une suture continue: le reste, par des points séparés au crin de Florence.

L'opération a duré une heure, pas le moindre signe de shock.

Le pouls bat à 84 et est bien frappé.

Injection de 10 centigrammes de morphine.

Pas de vomissements après l'opération; vingt-quatre heures après, l'état du malade n'inspirait aucune inquiétude, la température s'éleva à peine au-dessus de la normale.

La plaie extérieure, souillée par les matières extravasées, suppura pendant cinq jours; aucune suture ne fut enlevée.

On administra un lavement le 3 mars, l'alimentation solide est reprise le 16: le malade va bien le 31 et sort guéri le 6 avril.

OBS. 26 — *Opération faite avec succès pour perforation d'une ulcération au cours de la fièvre typhoïde. (*Francis HEUSTON. *Brithish medical Journal 1901 — II).*

Le 6 septembre 1900, je fus requis par mon collègue le Dr Wallace Beatty. Sa femme âgée de 34 ans, était atteinte de la fièvre typhoïde. Le cours de la maladie n'avait rien présenté de caractéristique, la température était tombée à la normale le 2 septembre et la malade était considérée comme convalescente.

Le matin du 6 septembre, on put se rendre compte de l'imminence d'une complication. La malade fut subitement en proie à une violente douleur, se refroidit et tomba dans le collapsus.

Le pouls monta rapidement à 160 et la température à 40°.

L'abdomen était modérément distendu, mais souple et dépressible. On obtenait, à la percussion, du tympanisme de la zone hépatique.

La perforation diagnostiquée, assisté par le D' Gordon, je fis à 4 h. 30 une incision médiane de l'ombilic au pubis.

A l'ouverture de la cavité péritonéale, une certaine quantité de liquide de couleur brun sombre, évidemment due à l'extravasation du contenu de l'intestin s'écoula au dehors: en soulevant les intestins du côté de la région pelvienne je trouvai le bassin rempli du même liquide au milieu duquel flottaient les intestins. La partie terminale de l'intestin grêle près du cœcum fut alors examinée et je constatai qu'elle était congestionnée et vascularisée. Je me reportai en haut vers l'iléon et je découvris à 20 centimètres du cœcum une perforation de la largeur d'une tête d'épingle. d'où s'échappait le contenu de l'intestin.

Ce fait était remarquable et comme la quantité de liquide extravasé paraissait trop considérable pour être passée par une si petite ouverture malgré les cinq heures qui s'étaient écoulées depuis l'apparition du symptôme de la perforation. j'examinai rapidement le reste de l'iléum.

Je découvris une autre portion de l'intestin située à 30 centimètres de ce point. tapissée également de lymphe comme le premier segment examiné, présentant évidemment un large ulcère. mais sans qu'on pût trouver de perforation. Depuis cette région, la congestion et la vascularisation de l'intestin cessaient graduellement et l'apparence devenait insensiblement normale. il était évident qu'aucune autre perforation n'existait.

Occlusion de la perforation par une rangée de suture à points continus. passant à travers les parois de l'intestin excepté la muqueuse, pour affronter les bords de la perforation et de l'ulcération.

Une rangée de suture au catgut fut suffisante pour enfouir

la zone indurée correspondant à l'ulcère sous un repli fait à l'intestin.

La cavité péritonéale fut soigneusement irriguée à l'aide de la solution saline normale pour enlever le contenu extravasé de l'intestin. Quand la plaie abdominale fut fermée, pas de drainage.

Durant la nuit après l'opération, la température tomba de 40° à 35°8 et le pouls de 100 à 118.

Le jour suivant la température remonta graduellement à 38°5 et le pouls à 112. Le soir il y eut une selle.

Depuis ce moment la température tomba graduellement, arriva à la normale le soir suivant et le pouls tomba à 82.

Rien d'anormal depuis; pas de complication ne survint.

Obs. 27. — *Cas de perforation intestinale au cours de la fièvre typhoïde. — Laparotomie. — Mort.* (W. TAYLOR. Dublin, J. of. medic. sc. 1901.

Une jeune femme âgée de 24 ans, entre à l'hôpital par les soins du Dr Craig, à la cinquième semaine d'une fièvre typhoïde grave. Le Dr Craig avait diagnostiqué la perforation et préconisait l'opération qui fut pratiquée par le Dr Pattesson; j'y assistais.

La perforation qu'on trouva, était extrêmement petite.

Les bords après avoir été soigneusement essuyés furent affrontés par une suture à points continus passant à travers toute la paroi; puis une seconde rangée de sutures fut faite pour enfouir complètement la première. Cette seconde rangée fut faite à la Lembert.

La perforation siégeait à 30 centimètres de la valvule iléocœcale.

On ne trouva pas d'autre perforation; on enleva soigneusement avec des compresses les matières fécales extravasées et l'abdomen fut irrigué avec la solution salée normale.

Suture complète de la plaie abdominale.

La malade fut transportée au lit et on administra de la strychnine et de l'alcool. Elle ne reprit pas connaissance et mourut six heures après.

On se rendit compte que la perforation s'était produite cinq à six heures avant l'opération.

L'autopsie montra que les sutures étaient intactes et recouvertes de sérosité.

OBS. 28. — *Fièvre typhoïde ayant débuté par des symptômes broncho-pulmonaires, rechute; péritonite par perforation intestinale.— Laparotomie trente heures après le début des accidents. — Mort* (FERRIER. *Bulletins et mémoires de la Société médicale des hôpitaux de Paris — 1901, p. 109.*)

F. J., soldat de 2ᵉ classe au 21ᵉ d'infanterie. Entré à l'hôpital le 7 octobre 1900. Le 5 octobre à 1 heure de l'après-midi, il fut pris de frissons qui durèrent environ trois quarts d'heure, puis d'une douleur vive dans le côté gauche du thorax au niveau des dernières côtes. Suspend son service dans l'après-midi du 5 et le 6.

7 octobre : la température est à 39°6, le malade présente les signes non douteux d'une bronchite capillaire à petits foyers disséminés; on lui donne : du bouillon, du lait, du thé alcoolisé et une potion opiacée. L'état du malade se maintient identique jusqu'au 12 octobre. Il y a cependant atténuation à ce moment, des signes stéthoscopiques.

13 octobre. Matin : température 38°; un peu de diarrhée survenant, on prescrit du benzo-naphtol.

14 octobre. Diarrhée persiste. Quelques taches rosées lenticulaires apparaissent.

15 octobre. Le nombre des taches augmente, la diarrhée

est abondante, on prescrit quatre cachets de benzo-naphtol et de salycilate de bismuth.

22 octobre. Défervescence totale, régression de la température.

Jusqu'au 2 novembre, l'apyréxie persiste. A cette date la température remonte au-dessus de 38°, le pouls est à 120, toujours de la diarrhée.

5 novembre. A 3 heures du matin, le malade éprouve brusquement, sans effort préalable des douleurs vives dans l'abdomen ; elles se calment assez vite, mais ne disparaissent pas complétement.

A 8 heures du matin, ces douleurs semblent réduites à peu de chose, puisque le malade n'attire pas sur elles l'attention du médecin. Elles n'atteignent une certaine acuité qu'au moment de la toux et par la palpation ; celle-ci dénote une sensibilité assez marquée dans le flanc droit.

Depuis la veille, ni vomissements, ni diarrhée, le pouls est à 120. A midi, le malade est tranquille, la température est à 38°2, le pouls toujours à 120, petit, la respiration à 30, le facies est grippé, la langue est sèche au centre, ni hoquet ni nausées. Le ventre est peu tendu ; à la palpation, sensibilité assez marquée au niveau de la fosse iliaque droite. Selle a été rendue hier au soir, ni refroidissement, ni cyanose, sueurs profuses, intelligence parfaite.

A 5 heures 1/2, consultation avec deux collègues ; même état qu'à midi. Ventre très légèrement tympanisé, mais la douleur gagne le flanc gauche. Défense de la paroi pendant la palpation ; pas de selles.

L'idée d'une intervention s'impose mais est remise au lendemain en raison des difficultés matérielles qu'elle impose.

On prescrit une injection de sérum ; une injection de 15 centigrammes de caféine, une de 1 gramme d'éther et enfin une potion avec XXV gouttes de teinture de digitale.

6 novembre. Pendant la nuit, le malade a présenté deux

vomissements jaune-verdâtre ; le matin, même état que la veille au soir. Température 38°4. L'intervention est décidée : après ouverture par incision sous-ombilicale médiane des parois abdominales, on constate de l'infiltration séreuse du tissu cellulaire sous-péritonéal ; à l'ouverture du péritoine, issue d'une abondante quantité de sérosité purulente jaune-verdâtre, avec bulles. Anses intestinales rouges, recouvertes par places d'exsudats fibrineux ; la main plongée dans la fosse iliaque droite en retire une anse d'intestin grêle portant une perforation large comme une lentille par laquelle s'écoule abondamment le contenu intestinal ; on place immédiatement quatre points de suture à la Lembert et six points surajoutés. On pratique le lavage du petit bassin qui ramène une assez grande quantité de sérosité avec flocons fibrineux. Trois mèches de gaze sont appliquées au voisinage de la suture.

Enveloppement ouaté des membres inférieurs ; injection de 300 grammes de sérum et de 1 gramme d'éther. Réveil facile, sans tendance au refroidissement. A 1 heure, injection de 300 grammes de sérum ; pouls à 12) ; à 6 heures, pouls à 140. Le malade déclare ne plus sentir de douleurs du côté de l'abdomen ; on prescrit du champagne glacé, de la digitale.

7 novembre. Nuit calme ; le malade n'a pas souffert ; il a même dormi à plusieurs reprises ; pas de vomissements ; langue un peu sèche. Pouls 145. Température 37°8. Faciès à peine grippé, urine depuis l'opération : 1100 grammes ; le malade a reçu à 9 heures du soir 300 grammes d'injection de sérum.

Dans la journée, injection de sérum toutes les 4 heures.

8 novembre. Pendant la nuit le malade a pris du champagne glacé et un peu de lait, il a dormi quelques heures. Il paraît abattu ; on constate une plaque de muguet sur l'un des piliers. Température 40° ; pouls 150. Décès à 11 heures du matin, par syncope.

A l'autopsie on constate que l'intestin est perforé à 1ᵐ10 de la valvule iléo-cœcale. Cette perforation est bien fermée par les sutures, car, en remplissant l'intestin d'eau, la suture non seulement résiste, mais ne laisse échapper aucune goutte de liquide.

A l'ouverture de l'intestin, la perforation paraît siéger au niveau d'une plaque de Peyer ulcérée, très légèrement tuméfiée. Après avoir enlevé les sutures, on peut décoller les surfaces adhérentes de la séreuse et reconstituer aussi la perforation qui mesure dix millimètres sur trois de large.

Rien au cœur, aux plèvres, au poumon.

Le foie présente l'aspect de l'organe atteint de dégénérescence graisseuse.

La substance corticale du rein présente une coloration pâle.

Dans les flancs, une ou deux cuillerées de liquide louche.

Dans le petit bassin deux cuillerées de pus. Parois de l'excavation tapissées d'exsudats.

OBS. 29. — *Perforations au cours de la fièvre typhoïde. Signes de perforation. Laparotomie. On ne trouve rien. Guérison. (G. DAVIS. University Medical Magazine, Philadelphie, 1900. XIII.)*

G. R...., 33 ans. Début de la maladie il y a trois semaines. Lassitude, épistaxis, céphalalgie. Il a toussé d'abord et a ressenti alors une violente douleur dans l'abdomen. Il a vomi le lait qu'il a pris. Sensation de sécheresse dans la bouche et dans la gorge.

A son admission, sa langue est sèche et saburrale, rouge sur les bords. Cœur et poumons normaux. Pouls petit. Rate augmentée de volume. Abdomen légèrement distendu et sensible dans la fosse iliaque droite. Quelques taches rosées.

Réaction de Widal positive. Le quatrième jour après son admission, il se plaint d'une douleur subite sous l'ombilic, bientôt suivie de distension. La douleur est si grande qu'il est nécessaire de lui donner de la morphine. Pouls rapide. Symptômes nerveux apparaissent.

Depuis son admission, la température oscille entre 39 et 40°. Le jour de l'opération, elle atteint le chiffre de 40°2, le pouls bat à 135.

Incision oblique sur la fosse iliaque droite. Légère péritonite. On ne voit qu'une ulcération large de 2 c., à travers les parois intestinales. On ne trouve pas de perforation. Lavage de la cavité abdominale à la solution salée chaude. Température 37°7 ; pouls 120. Le second jour après l'opération, vomissement peu abondant. La température ne dépasse bientôt plus 38°, le tympanisme de l'abdomen disparaît le troisième jour. Selles normales.

Vingt-sept jours après l'opération la température est normale et la guérison survient.

OBS. 30. — *Fièvre typhoïde. — Perforation intestinale. — Laparotomie. Guérison. Ibidem.*

F. G..., 26 ans, entre à l'hôpital atteint de fièvre typhoïde dont le début remonte à cinq semaines. Depuis dix jours, il prend des bains froids quand sa température dépasse 39°5. Le dixième jour après son entrée, à 6 heures du matin, il ressent une douleur soudaine dans la région iliaque droite ; sensibilité à la même région. Pas de vomissements ; mais chute de la température de 39°5 à 36. Sueurs abondantes. L'opération est pratiquée dix heures et demie après le premier symptôme.

Au moment de l'opération : température : 40°2. Pouls : 135.

Incision oblique à 2 cm. de l'épine iliaque antérieure et supérieure.

Dès que le péritoine est ouvert, il s'écoule du pus louable.

En examinant l'intestin, on trouve à 10 cm. de la valvule iléo-cœcale une perforation de 3 millim. de diamètre. Suture de cette perforation et de l'ulcération par imagination. Lavage de l'abdomen ; drainage avec de la gaze et un drain de caoutchouc. Température après l'opération : 38.

Après quelques oscillations de la température, la guérison survient.

OBS. 31. — *Fièvre typhoïde. — Hémorrhagies intestinales. Perforation. — Laparotomie. — Mort. Ibidem.*

Grâce K..., 29 ans, se sent souffrante depuis deux semaines avant son entrée à l'hôpital. Diarrhée, rachialgie, pas d'appétit. Pas d'épistaxis. Cinq jours avant son admission, elle a été prise d'un léger frisson et s'est alitée.

A son entrée à l'hôpital, voici ce qu'on constate : corps amaigri. Yeux brillants. Langue saburrale ; tremblement. Léger tympanisme et distension. Légère sensibilité et gargouillements dans la fosse iliaque droite. Rate non perceptible à la palpation. Tache rosée douteuse. Rien au cœur, ni aux poumons.

Température 39°8. Pouls 120.

Deux jours après, on put constater de nombreuses taches rosées.

Sixième jour, elle a une légère hémorrhagie et on administre un lavement de 1 litre de solution salée normale.

Septième jour, deux nouvelles hémorrhagies, moins abondantes, dans la matinée.

Le soir, à 3 heures, elle rejette 450 gram. de sang ; à 3 h. 30, 200 gram. ; à 4 heures, 150 gram. ; puis successivement à 9 h. 30 et à 10 h. 30 une grande hémorrhagie. A

11 h. 15 nouvelle hémorrhagie; à 1 h. 15 du matin, autre hémorrhagie.

Huitième jour surviennent encore deux hémorrhagies l'une de 450, l'autre de 500 gram.

Neuvième jour. Le sang passe mêlé aux matières fécales. On administre un lavement de solution à la gélatine et un demi-litre de solution salée normale. Le dixième jour, elle ressent une douleur lancinante entre l'ombilic et le pubis. Les régions iliaque gauche et pubienne sont sensibles: rien à droite. Abdomen modérément distendu. Pas de matité dans les flancs: pas de vomissements. Langue sèche, saburrale, sillonnée. La douleur a débuté à 9 heures du matin.

A 1 heure la température est montée de 39°2 à 40°5. Le pouls à 130.

A 10 h. 30 du soir la température est tombée à 39°5 et le pouls à 98.

Jour suivant, 17 janvier, l'abdomen est complètement distendu: douleur et sensibilité généralisée, mais surtout remarquable dans la fosse iliaque droite.

A 9 heures du soir, la malade vomit une grande quantité de liquide brun. Plus tard, elle vomit deux fois un liquide vert.

L'opération est pratiquée le soir même: éthérisation; incision de 7 cm. et demi de la région iliaque droite. On trouve un appendice perforé: ligature, extirpation. Le contenu de l'intestin suintait à travers la perforation. Une autre petite perforation se trouve à 30 cm. de la valvule iléo-cæcale: elle livre également passage au contenu de l'intestin. Lavage de la cavité péritonéale: drainage à la gaze et au tube.

Le lendemain matin, l'état général paraissait amélioré: pouls meilleur, pas de distension de l'abdomen: pas de vomissements. La nuit se passa dans les mêmes conditions. Mais, le jour suivant, l'état empira: il y eut un vomissement à 11 heures du matin et la mort survint à 1 h. 30, trente-six heures après l'opération.

Autopsie : On trouve une petite quantité de liquide trouble dans le péritoine. Nombreux ulcères sur le colon ascendant, transverse et une partie du colon descendant. La dernière portion de l'intestin grêle contenait également beaucoup d'ulcérations.

OBS. 32. — *Fièvre typhoïde. — Perforation. — Mort avant qu'on ait pu intervenir. — Ibidem.*

F. R. L., 32 ans, va trouver son docteur se plaignant de diarrhée. Trois jours après il a une température de 39°7 et présente tous les symptômes de fièvre typhoïde. On lui ordonne de se coucher ; le jour suivant la diarrhée est plus violente ; la température est à 39°4 et son pouls augmente de fréquence. Le lendemain encore surviennent des vomissements en même temps qu'une violente douleur dans l'abdomen. Quand le docteur le voit, le malade présente les signes d'une péritonite : expression d'anxiété de la face, abdomen légèrement tympanique et sensible ; pouls à 140 de mauvaise nature. Sueurs profuses, sensation de froid. A son arrivée à l'hôpital, quelques heures après, la face a une expression d'anxiété, couverte de sueur ; la langue est saburrale. Tympanisme et distension de l'abdomen. Vomissements liquides noirs. Pouls rapide (180) et de mauvais aloi. Le malade ne répond pas aux excitations.

Collapsus : mort au bout de trois heures.

Autopsie : Péritonite diffuse : on voit trois ou quatre ulcérations typhiques : hypertrophie des ganglions du mésentère : perforation de 1 millim. à 15 cm. de la valvule iléo-cœcale.

Etude de 22 cas de fièvre typhoïde avec symptômes d'infection péritonéale. — *Laparotomie.* (SHATTUCK, WARREN et COBB. *Boston, Medical and Surgical Journal.* — 1900. CXLII. p. 696.)

OBS. 33. — *Perforation. — Laparotomie. — Amélioration. — Mort d'hémorrhagie.* (BOWDITCH *et* THORWDIKE).

S. Homme. 32 ans, violente douleur abdominale, non localisée. Shock marqué. Pouls 150. Température 37.2. Pas de numération de leucocytes. Pas de chute de la température. Pas de vomissements. Opération trois heures après la douleur. Pas de péritonite généralisée. Contenu intestinal dans la cavité abdominale. Matières fécales liquides. Perforation sur l'iléum à 60 cm. du cæcum. Amélioration pendant cinq jours après lavage et drainage à la gaze. Subite et intense hémorrhagie intestinale qui cause la mort.

OBS. 34. — *Hémorrhagies. — Pas de perforation. — Péritonite. — Laparotomie. — Mort.* (SHATTUCK et LUND.)

B..., homme. 25 ans. Cas très grave. Température élevée. Délire. Douleur abdominale. tympanisme. Hémorrhagies intestinales avant l'opération. Frisson subit. shock. Ascension du pouls et de la température. Distension. Pas de vomissements. Opération sept heures après, le malade est déjà moribond. Pas de perforation. Deux zones gangrenées au-dessus d'un ulcère. Péritonite généralisée. Suture de deux zones par inversion. Mort huit heures après.

OBS. 35. — *Perforation. — Laparotomie. Mort.*
(SHATTUCK *et* WARREN.)

M. C., 30 ans, fièvre légère compliquée de bronchite. Hémorrhagie intestinale deux jours avant l'opération.

Violente et subite douleur dans la région iliaque droite avec sensibilité et spasme musculaire. Température subnormale. Pouls 100. Opération 1 h. 1/2 après; perforation siège sur l'iléum. Pas de péritonite généralisée. Un peu de liquide. Mort quatre jours après.

OBS. 36. — *Hémorrhagies. — Perforation. — Péritonite localisée. — Guérison.* (WITTINGTON et WATSON.)

S., homme. 28 ans. Fièvre à deux ou trois rechutes. Vingt-deux jours avant la perforation deux ou trois hémorrhagies. Subitement, violente douleur dans la région iliaque droite. Douleur persistante. Ascension de la température. Pouls rapide, mauvais. Cyanose légère, prostration. Spasme musculaire à droite. Pas de distension, ni de vomissements. Leucocytose 14.500. Opération douze heures après la première crise de douleur. Incision à droite. Adhérence de l'iléum au péritoine autour d'une perforation qui est suturée. Péritonite localisée. Ni irrigation, ni drainage. Guérison.

OBS. 37. — *Perforation. — Laparotomie. — Mort.* (SHATTUCK et LOND.)

D., femme, 25 ans. Fièvre typhoïde légère; douzième jour, vingt-six heures avant l'opération, frisson violent; vingt deux heures après le frisson, quatre, avant l'opération, douleur abdominale. Sensibilité; spasme. Chute de la température à 36°5. Pouls 120; pas de distension; pas de vomissements. Perforation à 20 cm. du cœcum sur l'iléum. Gaz et liquide trouble dans la cavité péritonéale. Suture; lavage, drainage. Mort quatre jours après, de péritonite généralisée.

Obs. 38. — *Hémorrhagies intestinales. — Perforation. — Ébauches d'abcès. — Mort.* (WILLIAMS *et* MUNRO.

D., homme, 21 ans. Fièvre grave au vingt-sixième jour. Taches rosées. Hémorrhagies intestinales considérables, accompagnées de frisson et de collapsus, la veille de l'opération. Douleur abdominale ; sensibilité de la région iliaque droite. Distension, rigidité. Pas de vomissements. Leucocytose 13.200. Opération quatre heures après la douleur. Péritonite généralisée, liquide trouble. Pus et matières fécales dans la région pelvienne. Dans la région iliaque droite, abcès limité par des adhérences contenant du pus, du sang et des fèces. Suture, lavage, drainage. Mort, quarante-huit heures après, de péritonite généralisée.

Obs. 39. — *Perforation. — Laparotomie. — Mort.*
(JACKSON *et* MUNRO.)

M., homme, 30 ans. Au vingt-huitième jour de sa fièvre typhoïde. Le matin, douleur abdominale ; pas de sensibilité ni de localisation spéciales. Pas de spasme. A 1 heure du soir, douleur violente, frissons, collapsus. Abdomen sensible et rigide, surtout à droite. Chute de la température à 36°5 et ascension ensuite à 40°5. Pas de vomissements. Opération huit heures après le premier symptôme permet de découvrir une perforation à 25 cm. du cæcum. Pas de liquide dans la cavité péritonéale. Lavage, drainage. Mort quarante-huit heures après de péritonite généralisée.

Obs. 40. — *Perforation. — Laparotomie. — Mort.*
(GANNETT *et* MIXTER.)

S., homme de 16 ans. Au trente-cinquième jour d'une fièvre typhoïde grave. La veille du jour où survint le symp-

tôme grave de perforation et vingt heures avant l'opération, douleur violente dans la région iliaque gauche. Chute
de la température à 37°4 le soir. Le lendemain matin, douleur violente, distension ; rigidité ligneuse de l'abdomen,
faciès grippé : pas de vomissements. Opération permet de
constater une péritonite généralisée grave, pus et matières
fécales. Suture, drainage, lavage. Mort, cinquante heures
après.

Obs. 11. — *Perforation. — Première intervention. —
Amélioration pendant huit jours. — Deuxième intervention. — Mort.* (FITZ et BEACH.)

H., homme de 27 ans. Quatrième semaine d'une fièvre
typhoïde bénigne, bronchite légère. Le 7 décembre, sensibilité de l'abdomen. Ascension de la température. Le
8 décembre : chute progressive de la température : augmentation de la sensibilité et de la distension de l'abdomen.
Pouls : 180. Température : 40°. Pas de vomissements, pas
de douleur vive. Opération, soixante heures après le
premier symptôme et vingt-quatre après les signes de
péritonite. Perforation à deux centimètres et demi du
cœcum. Suture, gaz et matières fécales dans la cavité
abdominale : lavage : pas de drainage.

Après cette première opération, la température monta à
38°8 ; il y eut trois ou quatre hémorrhagies bénignes, un
peu de distension.

Huit jours après, douleur abdominale, suivie, trois
heures après, de collapsus.

Une seconde opération permit de trouver une large zone
gangrénée et déchiquetée, correspondant à une vaste
ulcération. La cavité péritonéale contenait un liquide
brun, du sang et des matières fécales. Mort, cinq heures
après cette seconde opération.

Obs. 42. — *Perforation. — Laparotomie. — Mort.*
(Shattuck *et* **Porter.)**

H., homme, 19 ans. Au quatorzième jour d'une fièvre typhoïde légère. Douleur violente dans l'abdomen; pas de collapsus; pas de chûte de la température; pas d'hémorrhagie. Huit jours après, signes d'une péritonite généralisée. Pouls 112; sueurs profuses. Température a baissé un peu. Facies grippé; abdomen rigide; sensibilité généralisée. Pas de vomissements. Perforation siége tout près du cœcum; il s'en échappe des gaz et non des matières fécales. Liquide séro-purulent, d'odeur fétide, emplit la cavité péritonéale.

Pas de lavage; essuyage et drainage. Mort quarante six heures après.

Obs. 43. — *Perforation. — Laparotomie. — Mort après une deuxième perforation. —* **Porter** *et* **Thompson.**

B., femme, 19 ans, quatrième semaine d'une fièvre typhoïde bénigne. Vingt heures avant l'opération, douleur dans l'abdomen avec un peu de sensibilité.

Six heures et demi avant l'opération, douleur violente et pouls à 110.

Trois heures et demi, avant l'opération, collapsus, péritonite généralisée; température à 41. Spasmes musculaires et sensibilité dans la région iliaque droite. Pas de vomissements. Lavage, drainage. Perforation à 15 centimètres du cœcum. Péritonite généralisée. Liquide d'odeur fétide. Intestins injectés.

Mort quarante sept heures après l'opération.

A l'autopsie, on découvre une seconde perforation.

**Obs. 14. — *Perforation. — Péritonite suraiguë. — Mort.*
(BUCKINGAM *et* MUNRO).**

M. D., femme, 23 ans. A la quatrième semaine d'une fièvre typhoïde grave. Deux hémorrhagies intestinales avant la perforation. État empire depuis ce moment. Pouls et température élevés. Peu de distension abdominale. Le matin du 18 septembre, douleur à l'abdomen, sensibilité exquise, nécessitant l'emploi de morphine. Quatre heures après, distension considérable de l'abdomen, frissons, collapsus. Pouls mauvais. Température tombe à la normale, puis remonte. Pas de vomissements. La malade, moribonde quand elle est transportée à la salle d'opération, meurt sur la table. Pas d'autopsie.

L'opération ne permit pas, d'ailleurs, de trouver la perforation. On constate la présence de beaucoup de liquide dans l'abdomen et une péritonite généralisée intense.

**Obs. 15. — *Perforation. — Laparotomie. — Mort.*
(GANNETT *et* PORTER).**

H., 25 ans. Au début de la quatrième semaine d'une fièvre typhoïde légère. Entré à l'hôpital, dix jours avant l'opération. Distension de l'abdomen. Pas de douleurs. Malade hébété et sot. Température élevée. Pouls bon.

Au onzième jour, à 4 heures du matin, douleur intense, distension abdominale. A 8 heures du matin, vomissement subit. Pas de douleur. Faciès anxieux. Rigidité et sensibilité généralisées. Pas de chûte de la température.

Opération douze heures après la douleur; péritonite généralisée: liquide trouble; beaucoup de gaz. Intestins congestionnés, distendus. Perforation contiguë à la valvule iléo-cœcale, de la dimension d'une tête d'épingle. Lavage. Mort deux heures après. Pas d'autopsie.

Obs. 16. — *Perforation. — Laparatomie. — Mort.*
(SHATTUCK *et* LUND).

M. K., femme de 38 ans. Fièvre typhoïde grave. Vingt-cinquième jour. La veille de l'opération à 7 heures du soir, douleur généralisée à tout l'abdomen; douleur au rectum et à la vessie. Sensibilité et rigidité généralisées. Pas de modifications du côté du pouls et de la température. Le lendemain matin, symptômes de péritonite généralisée; distension de l'abdomen, faciès anxieux, pas de chûte de la température; pouls 130; vomissements.

Opération quinze heures après le premier symptôme. Perforation, siège à 30 centimètres du cæcum.

Péritonite généralisée: pus, matières fécales, liquide séro-purulent.

Mort, quarante-deux heures après l'opération. A l'autopsie, pas d'autre perforation.

Obs. 17. — *Perforation. — Laparatomie. — Mort après deuxième perforation.* — BOWDITCH *et* WATSON.

M., homme, 30 ans. Fièvre typhoïde légère à sa troisième semaine. Le 15 septembre, subitement, vomissements et douleur localisée, d'abord à l'épigastre, puis généralisée à tout l'abdomen et irradiée au testicule.

Sensibilité marquée à droite et à l'épigastre. Température, monte de la normale à 38,8. Pouls 130. Rigidité de l'abdomen et tympanisme apparaissent pendant les quelques heures qui suivent. Au moment de l'opération, qui a été retardée, le malade présente les symptômes de péritonite: température subnormale, extrémités froides, prostration, cyanose, distension et rigidité marquées.

L'opération permet de découvrir une perforation contiguë au cæcum; volume d'un pois; péritonite généralisée, liquide fétide; adhérences des anses intestinales; fixation de l'anse perforée à la plaie abdominale. Infection ; mort six heures après.

Autopsie : nombreux ulcères typhiques à la dernière portion de l'intestin grêle.

Deuxième perforation du volume d'une tête d'épingle. voisine de la valvule.

Obs. 18. — *Perforation. — Laparotomie. — Guérison.*
(Brooks)

B., homme, 15 ans. A la deuxième semaine d'une fièvre typhoïde ambulatoire. Malade depuis dix jours ; douleur dans l'abdomen. Après un bain à 3 heures du matin, son pouls monte à 131, la température à 39°6. Douleur dans la région de l'appendice ; intense depuis deux jours ; nausées.

Opération : liquide purulent dans la cavité péritonéale, sans odeur. Intestin grêle parsemé de taches hémorrhagiques, du volume d'une tête d'épingle. Perforation à 30 centimètres du cæcum.

Lavage, drainage à la gaze. Guérison au bout de six semaines.

Obs. 19. — *Perforation. — Laparotomie. — Mort.*
(Bowditch *et* Thorndike)

Homme, 40 ans. Atteint d'une fièvre typhoïde légère. Quarante quatrième jour. Pris à 2 heures du matin, d'une douleur violente et soudaine dans la fosse iliaque droite. Pas de chute de la température. Pouls bon. Vomissement.

A 7 heures, symptômes graves, douleur généralisée à tout l'abdomen, rigidité, surtout à droite. Pouls 120. Vomissements.

Opération huit jours après les premiers symptômes. Liquide jaune, matières fécales dans cavité abdominale.

PÉDAYRÉ.　　　　　　　　　　　　　　　　　7

Perforation à 90 centimètres du cœcum. Suture à la soie. Lavage, drainage. Mort 8 jours après. Pas d'autopsie.

OBS. 30. — *Hémorrhagies. — Pas de perforation trouvée lors de la laparotomie. — Péritonite. — Mort.* (TOW-SEND *et* BURRELL).

E., femme, 21 ans, fièvre typhoïde légère. A eu des hémorrhagies intestinales pendant les trois jours qui ont précédé les symptômes graves. Pas de douleur à ce moment.

Le quatrième jour, au milieu de la nuit, violente et subite douleur.

A 9 heures du matin, douleur violente, sensibilité et rigidité musculaire dans la région iliaque droite. Pas de vomissements. Pouls 130. Pas de chute de la température, qui s'est élevée à 40° à 9 heures. Distension légère.

Opération, onze heures et demie après la première crise de douleur. Péritonite généralisée; intestin injecté. On ne trouve pas de perforation. Lavage, drainage. Mort douze heures après l'opération. Pas d'autopsie.

OBS. 31. — *Perforation double de l'iléum. — Laparotomie. Mort.* (JACKSON *et* MUNRO).

B., homme, 31 ans. Au cinquante-neuvième jour d'une fièvre typhoïde grave. A la quatrième semaine de la fièvre typhoïde, a présenté les signes d'une perforation. Chute brusque de la température, collapsus, distension de l'abdomen; l'opération proposée a été refusée. L'état du malade, depuis ce moment, est mauvais. Abdomen distendu; température et pouls élevés. A la quatrième semaine, légère hémorrhagie intestinale. Vingt-quatre heures avant l'opération, douleur dans l'abdomen. Élévation brusque du pouls et de la température. Douze heures avant, douleur

généralisée et violente. Vomissements. Température subnormale. Vomissements.

L'opération fait découvrir deux perforations de l'iléum :
péritonite généralisée, liquide louche. Infection et mort,
six jours après.

Obs. 52. — *Signes de perforation. — Laparotomie. — On
ne trouve pas de perforation. — Péritonite généralisée.
— Mort.* (AMES *et* MUNRO).

P., homme, 27 ans. Fièvre typhoïde légère, au vingt et
unième jour. Douleur violente qui exige l'emploi de morphine, à 11 heures du soir.

Le lendemain matin, huit heures après, collapsus, faciès
anxieux, tympanisme, rigidité, sensibilité généralisés.
Ascension de la température, vomissements.

Opération douze heures après le symptôme douleur. On
ne trouve pas de perforation. Péritonite séro-purulente
généralisée. Mort douze heures après.

Autopsie: la péritonite est due à la rupture d'un ganglion
du mésentère.

Obs. 53. — *Signes de perforation. — Laparotomie — Pas
de perforation. — Pas de péritonite. — Guérison.*
(SCHATTUCK *et* WATSON).

S., femme, 16 ans. Trente sixième jour d'une fièvre
typhoïde légère. La veille de l'opération, douleur violente
dans l'abdomen et sensibilité localisée à la région iliaque
droite. Température 40. La douleur n'a pas été subite. Le
lendemain matin, douleur et sensibilité sur la même localisation. Pouls 122. Température 38.8. Pas de vomissements.
Rigidité musculaire. Pas de distension. Pas de shock
marqué.

Opération, dix-sept heures après le premier symptôme. Pas de péritonite, pas de perforation. Appendice entouré d'adhérences anciennes. Pas de lavage, pas de drainage. Guérison, sans accident.

OBS. 54. — *Signes de perforation. — Laparotomie. — Pas de péritonite ni de perforation. — Guérison.* (VICKERY et MIXTER.)

E., femme, 30 ans. Quatrième semaine d'une fièvre typhoïde légère. La malade se lève sur son lit, et se plaint subitement d'une douleur dans l'abdomen. On compte les leucocytes qui au moment de l'admission étaient au nombre de 4.900. On en trouve actuellement 9.500. Douze heures avant l'opération, douleur, sensibilité, spasmes généralisés, légère distension. Pouls 128. Pas de vomissements. Une heure avant l'opération, 4.500 leucocytes.

Opération, vingt-quatre heures après le premier symptôme. On ne trouve rien. Ni drainage, ni lavage. Guérison.

OBS. 55. — *Fièvre typhoïde opérée pour une perforation intestinale. — Pas trace de perforation. — Guérison.* (HAMILTON, *Montréal Medical Journal*, 1901, XXX, 13.)

St. L... homme, 18 ans. Tombe malade le 5 décembre 1900 : céphalalgie, vertiges, malaise général.

A son admission à l'hôpital le 15 décembre, on constate les symptômes d'une fièvre typhoïde légère. Pouls 100. Température : 38°8. Légère distension de l'abdomen et sensibilité spéciale à la fosse iliaque gauche. Taches rosées, réaction de Widal. On le traite par les bains, mais comme après le quatrième bain il présenta de la cyanose et des phénomènes du côté du pouls, on décida de pratiquer simplement des ablutions.

29 décembre, quatorzième jour de la maladie. Il se plaint de douleurs abdominales, mais elles n'étaient pas soudaines, il n'y eut pas de collapsus, et la sensibilité était moins marquée. Il éprouvait ces douleurs depuis le 9 et avait en outre de la diarrhée.

Le vingt et unième jour, la douleur fut violente, rigidité des parois. La matité hépatique avait disparu ; le pouls était monté de 104 à 120. Élévation de la température.

On croit qu'il y a indication pour l'opération, qu'une perforation s'est établie. Leucocytose : 13.000.

L'opération est pratiquée le même jour à 4 h. 30 du matin. A l'ouverture de l'abdomen, par une incision médiane, il s'écoule un liquide rougeâtre. Le péritoine viscéral est injecté, il y a hypertrophie et congestion des ganglions mésentériques. On ne trouve pas trace de perforation.

Suture des parois au crin de Florence, pas de drainage, le malade arrive sans accidents à la guérison. La température tombe à la normale, le 24e jour de la maladie.

Obs. 56. — *Cas de perforation intestinale au cours de la fièvre typhoïde. — Intervention. — Mort. — Communication de M. AUVRAY à la Société anatomique de Paris (Bulletin et Mémoires, tome III, 6e série. 1901).*

Garçon de 11 ans 1/2, couché au lit n° 35 de la salle Blache. Observé dans le service et à cause des symptômes suivants : ventre légèrement ballonné, douleurs et gargouillement dans la fosse iliaque droite, rate un peu volumineuse, taches rosées lenticulaires, diarrhée séreuse, fétide ; pouls entre 100 et 110, température atteignant le soir 40 et le matin 38 et 39° ; on porta le diagnostic de fièvre typhoïde.

On donne le traitement suivant : bains à 32°, sulfate de quinine, rhum, lavements froids.

La maladie avait débuté le 14 juillet.

Dans la nuit du 19 au 20 juillet, ce malade se plaint de douleurs dans le ventre et est pris de vomissements à la visite du matin : faciès grippé, teint terreux, ventre un peu ballonné, douloureux à la pression dans toute son étendue. Pas de modifications de la diarrhée. Température qui, la veille, était à 38°6 tombe à 38°2.

On pense à une perforation : suppression des bains ; boissons glacées, glace sur le ventre et on attend.

20 au soir, température est à 38°8, le 21 au matin 39°6. Ce jour-là, l'enfant vomit, le ventre quoique peu ballonné est plus douloureux. Diarrhée persiste ; pouls à 120. Même traitement que la veille. Pendant la journée : vomissements porracés, douleur se localise à droite, à ce niveau la paroi est tendue, rigide. Le pouls est à 135, petit. Le soir température, 37°8. On se décide à faire appeler le chirurgien pour une intervention d'urgence.

Laparotomie, 48 heures après le début des accidents sur un sujet dont l'état est alarmant. Incision latérale, parallèle à la ligne blanche, passant en dehors du muscle droit. Ventre rempli de pus et de fausses membranes. Intestin distendu et congestionné. Sur le bord convexe de l'intestin grêle, à 8 ou 10 centimètres de l'abouchement de ce dernier dans le cæcum, se trouve une perforation de la dimension d'une tête d'épingle. Occlusion de la perforation par une rangée de sutures perforantes au catgut. Inspection de l'intestin grêle sur une certaine étendue, pas de nouvelle perforation.

Grand lavage de la cavité à l'eau saturée de chlorure de sodium.

Drainage par trois tubes placés en trois directions différentes.

Mort de l'enfant dans la nuit. Pas d'autopsie.

Obs. 57 — *Signes de péritonite. — Intervention. — Mort.* (Auvray). — *Ibidem.*

Malade d'une vingtaine d'années qui fut examinée dans le service du Dr Lenoir à la Charité et qui fut présentée comme atteinte d'appendicite. La malade était entrée deux jours auparavant dans le service de médecine. Au moment de l'examen, il existe des signes de péritonite généralisée mais rien dans l'histoire de la malade ne permet de porter le diagnostic d'appendicite. D'après les renseignements fournis on pense plutôt à une perforation intestinale survenue au cours d'une fièvre typhoïde. La malade est dans une situation tout à fait alarmante. L'intervention est pratiquée cependant, en présence des accidents de péritonite quelle qu'en fût la cause.

A l'ouverture de l'abdomen, il s'écoule une abondante quantité de pus; mais l'état devenant très menaçant sous le chloroforme, on favorise l'évacuation de pus par un large drainage.

Mort six heures après l'intervention.

L'autopsie démontre qu'il s'agit d'une perforation située sur l'intestin grêle à 20 centimètres du cœcum, perforation survenue au cours d'une fièvre typhoïde.

A côté de cette perforation, il existe un point de la paroi où une seconde perforation est en voie de production.

Obs. 58. — *Cas de perforation de l'intestin pendant une attaque de fièvre typhoïde traitée par la laparotomie. — Guérison.* (Marsden, *Lancet*; 1900. I. p. 1800).

23 novembre 1899, un homme âgé de 16 ans entre à l'hôpital, atteint d'une fièvre typhoïde. Il était malade depuis quinze jours et un examen du sang avait montré qu'il présentait la réaction de Widal. Symptômes cliniques étaient ceux d'une attaque modérée de fièvre typhoïde; c'est-à-dire

taches rosées, grosse rate, bronchite généralisée. Température, 40°, etc. Abdomen souple, pas ballonné ; diarrhée légère.

10 décembre. Il commença à entrer en convalescence et la température resta normale jusqu'au 25, jour où survint une rechute qui ne fut accompagnée ni de constipation ni de diarrhée ; au bout de 10 jours, c'est à dire le 4 janvier, la maladie sembla se terminer.

A ce moment l'état général du malade était extrêmement satisfaisant. Mais à 5 h. 30 du soir, ce jour-là le malade se plaignit d'une douleur aiguë et lancinante dans l'abdomen ; cette douleur eut pour effet une flexion forcée des cuisses et du ténesme vésical.

Une heure après, la douleur augmenta, les muscles abdominaux étaient dans un état de contraction tonique et à la percussion on constatait une absence de la matité hépatique à l'extrémité sternale des huitième, neuvième et dixième côtes.

Le pouls était à 88, la température, à 37°3.

Pas de symptôme de shock.

A 10 h. 30, même état du côté de l'abdomen, cependant on constatait un peu d'empâtement et une sensibilité marquée au point correspondant au milieu d'une ligne allant de l'ombilic à l'épine iliaque antéro-supérieure.

Dans l'intervalle, des matières liquides verdâtres avaient été vomies à trois reprises. Comme le malade paraissait maintenant dans un mauvais état, les yeux excavés, le pouls petit à 120, la température à 39°3 et la respiration à type thoracique pur, le docteur Marsden décida d'intervenir par une laparotomie. L'opération fut faite le 5 janvier, huit heures et demie après le début de la péritonite.

Incision médiane, écoulement de sérosité jaune, laiteuse.

Pas de distension des intestins ; perforation facilement trouvée à 30 centimètres de la valvule iléo-cœcale. Cette perforation était petite, de 3 millimètres de diamètre ; à l'intérieur de l'intestin et au voisinage de cette perforation, il y avait hypersécrétion séreuse.

Pas d'adhérences péritonéales.

Lavage de la cavité abdominale à la solution saline chaude.

Opération terminée au bout de 30 minutes.

Suites opératoires : quelques vomissements pendant les 38 heures qui suivirent l'opération ; cinq jours après, on en enlève le tube de drainage et le malade quitte l'hôpital.

Obs. 59. — *Fièvre typhoïde avec perforation de l'intestin traitée par la laparotomie. — Mort* (MARSDEN. — *Ibidem*).

Un jeune homme âgé de 18 ans fut admis à l'hôpital le 30 janvier 1900 atteint d'une fièvre typhoïde d'intensité moyenne. Il y avait deux ou trois semaines qu'il était malade et, depuis la date ci-dessus indiquée jusqu'au 8 février, époque à laquelle survint le premier indice de perforation, il n'y eut aucun signe d'amélioration. Les taches rosées étaient nombreuses. Température oscillait entre 38°8 et 40°. Le pouls restait à 120. Il y avait bronchite généralisée intense et du délire. Légère diarrhée. Distension de l'abdomen, considérable, au moment de l'admission, avait diminué d'une façon appréciable.

Le 8 février à 8 h. 45 du matin, il se plaignit de douleurs dans l'abdomen après la défécation et l'examen révéla de la sensibilité générale sur l'hypogastre, avec absence de la matité hépatique en dedans de la ligne mamelonnaire.

A ce moment on remarque que les mouvements respiratoires étaient peu profonds, au nombre de 44 par minutes ; type exclusivement thoracique. A 2 heures de l'après-midi la sensibilité de l'abdomen devint générale et la matité hépatique disparut en dedans de la ligne axillaire.

La température resta constamment entre 38°8 et 39°4.

Le pouls était petit et à 158 par minute, mais immédiatement après la manifestation de la douleur abdominale tomba à 114 si bien que le shock étant passé, le Dr Marsden décida la laparotomie.

L'opération fut commencée 8 heures après l'attaque de péritonite, après ouverture du péritoine, une quantité appréciable de sérosité jaune-laiteux s'écoula. Intestin légèrement distendu, mais très injecté. Pas de traces d'adhérences entre les surfaces péritonéales. Perforation au voisinage du cœcum, enfouie avec difficulté par des points de suture à la Lembert, au delà des limites de l'ulcération indurée et friable. Pas de traces d'autre point enflammé ni prêt à se détacher.

Durée de l'opération : 35 minutes.

A la fin de l'opération, le malade est dans le collapsus. Température, 35°8.

Extrémités froides ; la face et les mains sont légèrement cyanosées. Le malade se remit cependant et la journée du 9 fut bonne. Mais le 10, l'état du malade empira d'une façon évidente.

Mort dans l'après-midi, 48 heures après l'opération.

Obs. 61. — *Laparotomie pour perforation de l'intestin, au cours de la fièvre typhoïde. Hémorrhagie antérieure, Mort.* (W. J. TAYLOR. *Transactions of the college of Physicians, Philadelphie, 1899.*)

Un homme, âgé de trente-quatre ans, entre à l'hôpital le 3 mars, atteint de fièvre typhoïde ; il est très mal depuis quelque temps et le début de la maladie peut être fixé à la date du 22 février. Forte constitution. Hémorrhagie intestinale le jour avant, le pouls est mauvais et le tympanisme est accru.

Le 8 mars, le dix-huitième jour de la maladie, le malade

présente les symptômes d'une perforation de l'intestin avec vomissements et chute de la température de 38°4 à la normale.

Je ne vis le malade que trois heures après et je le trouve dans l'état suivant: ventre considérablement distendu, mouvements respiratoires superficiels, pouls presque imperceptible, lèvres et ongles cyanosés. Douleur horrible, surtout à la région iliaque droite; il est en état de septicémie avancée. La seule chance de le sauver était de lui faire une laparotomie. Les préparatifs étant faits, le malade est éthérisé. Après quelques efforts, la respiration devint plus calme, le pouls plus ample. L'abdomen fut ouvert rapidement; aussitôt, les matières fécales jaillirent à une distance de 30 centimètres. J'agrandis rapidement l'incision, j'attirai l'intestin grêle au dehors et je l'inspectai rapidement. A 25 centimètres du cœcum de la valvule iléo-cœcale, je trouvai une perforation au milieu d'un ulcère, autour duquel les tissus étaient indurés et congestionnés. La lumière de cette perforation eût admis la pointe d'un crayon.

Suture de la perforation par invagination et greffe péritonéale maintenue par deux rangées de suture à la soie fine. Irrigation de l'abdomen à la solution salée chaude. Suture de la paroi au crin de Florence. Avant que cette dernière suture ne fût achevée, mort du malade sur place.

OBS. 61. — *Laparotomie pour perforation de l'intestin grêle au cours de la fièvre typhoïde. — Mort.* (W. TAYLOR.— *Ibidem*.)

Homme âgé de quarante-sept ans. Atteint de fièvre typhoïde depuis dix jours; depuis plusieurs jours, il se plaint de l'abdomen. Pas d'hémorrhagie.

Le 28 mars, le vingt-quatrième jour de la maladie, à 11 heures 45 de la nuit, l'infirmière s'aperçoit que la température est subitement tombée de 38°4 à la normale. Le malade se plaint d'une douleur intense dans l'abdomen. Il vomit, son état général est mauvais ; il est évidemment en état de shock. Le médecin de garde le voit quinze minutes après et diagnostique une perforation intestinale. Je le vois à mon tour une heure et demie après que la perforation s'est établie.

La température est normale, mouvements respiratoires rapides, pouls très rapide et cependant de bon volume. Tympanisme abdominal, pas trop de distension : douleur à la pression : matité hépatique. Rigidité ligneuse des muscles de l'abdomen. Diagnostic : perforation intestinale.

Aussitôt, je fis éthériser le malade : dès que le péritoine fut ouvert, des gaz s'échappèrent, mais pas de matières fécales ; les intestins étaient très distendus et vinrent faire hernie à travers la blessure. J'inspectai rapidement l'intestin grêle voisin du cœcum, et à 20 centimètres de la valvule iléo cœcale, je trouvai une perforation pas plus large qu'une tête d'épingle, d'où sortaient les gaz. Il y avait péritonite généralisée. La cavité péritonéale était remplie de liquide incolore, résultant évidemment d'une congestion intense. L'intestin grêle était en bon état. Pas de pus, pas d'autre ulcération marquée en dehors de celle qui entourait la perforation.

Invagination de l'ulcère sous une double rangée de sutures ; lavage de l'abdomen à la solution salée normale. Drainage.

Pas de changement dans l'état du malade après l'opération.

Bonne nuit ; le lendemain matin, la température est à 39°8.

Mort vingt et une heure après l'opération, de péritonite septique.

Obs. 62. — *Perforation intestinale au cours de la fièvre typhoïde, traitée par la laparotomie et la suture. — Guérison.* (E. Chevalier, chirurgien des hôpitaux. *Bullet. et mém. de la Soc. de chirurgie de Paris*, tome XXVIII, n° 22, p. 632, 1902.)

Homme, 29 ans, entré au neuvième jour d'une typhoïde dans le service du professeur Chantemesse, le 27 janvier.

Dès le lendemain, injection de sérum antityphique.

Le 25ᵉ jour de la maladie, selle sanglante qui se renouvelle les deux jours suivants.

Le 27ᵉ jour, alors que la maladie semble évoluer vers la guérison, que la température est voisine de la normale, le pouls à 100. Voici ce qui se passe :

A midi — Température, 37°3 ; pouls, 106. Douleur abdominale brusque, vive, sans localisation.

A trois heures. — Température, 40° ; pouls, 106.

A quatre heures. — Émission de gaz ; paroi abdominale très résistante ; défense musculaire considérable. On fait le diagnostic de perforation et on envoie chercher M. Chevalier, qui commence l'opération huit heures après le symptôme douleur.

« Incision médiane sous ombilicale de 9 à 10 centimètres qui conduit sur les anses intestinales fort injectées ; je prends les points de repère sur le cœcum et amène, hors de la plaie, les quarante centimètres de l'iléon. Anses fortement vascularisées recouvertes d'exsudats blanchâtres et mous de péritonite récente. A 15 centimètres environ du cœcum, sur le bord convexe de l'iléon, je découvre une perforation de la grosseur d'une tête d'épingle, siégeant sur une plaque de Peyer largement indurée, qu'on perçoit à travers les tuniques de l'intestin. »

Double plan de sutures sur cette perforation ; sans essuyer ni laver l'intestin. Il draine largement par deux tubes de caoutchouc et une mèche de gaze. Partie supérieure de la plaie seule suturée.

Température baisse progressivement. Malade est stimulé par injections de sérum artificiel et du champagne pendant huit jours. Pouls reste entre 100 et 110 pendant un mois. Ce n'est qu'après ce temps que la température devient normale.

Urines jamais albumineuses : elles ont été rares (demi-litre pendant 15 jours), puis polyurie (5 litres en un jour). Suppuration de la plaie jusqu'au moment où le malade s'alimente; le 3 avril, elle est complètement fermée.

OBS. 63. — *Fièvre typhoïde compliquée de perforation intestinale traitée par la laparotomie et la suture. — Guérison.* (Ed. Chevalier. 1902. Bull. et Mém. de la Soc. de chirurgie. XXVIII, 22).

Homme, vingt ans, entré à l'hôpital le 20 février au septième jour d'une fièvre typhoïde. Ce jour-là, injection de sérum.

25 février. — Hématurie.

27 février. — Deux caillots sanguins dans les selles.

28 février. — Hémorrhagie intestinale. Urines très albumineuses. Température moyenne, 38°7 ; pouls, 90.

Le 1er mars à minuit et demi, après le bain, violente douleur abdominale assez localisée, que des applications de glace atténuent rapidement.

A trois heures, température, 39°7 : *à six heures,* 39°8 ; pouls, de 88 monte à 106.

M. Chevalier est appelé et opère à onze heures, dix heures et demie après le début des accidents.

Dès l'ouverture du péritoine, il s'écoule du pus crémeux, abondant, semblant indiquer une péritonite plus ancienne que ne le laisse supposer l'horaire des accidents. Anses intestinales rouges.

Colon sain, iléon injecté et vasculaire avec exsudats membraneux sur beaucoup de points. A 25 centimètres de la valvule iléo-cœcale, perforation de la grosseur d'une tête d'épingle, siégeant sur une plaque de Peyer indurée, donnant issue à des gaz et à des liquides.

Double rangée de sutures à la Lembert.

On évacue un demi-litre de pus bien lié. Pas de lavage.

Drainage du péritoine par deux gros drains et une mèche.

L'examen du pus a montré qu'il était formé de leuco-cytes nombreux dont quelques-uns bourrés de bacilles. Pas de microbes libres.

Température tombe après l'opération ; oscille entre 38°5 et 37 : normale le 16 mars.

Rétention d'urine pendant vingt-quatre heures : quatre selles sanglantes les 4 et 5 mars. Suppuration abondante de la plaie et, par moments, odeur fécaloïde.

Quinze jours après l'opération, la fièvre était complètement tombée.

Polyurie allant jusqu'à 5 litres en 24 heures.

Le 21 mars. — Plus d'albumine.

Plaie fermée au bout d'un mois.

Obs. 64. — *Péritonite par perforation au cours de la fièvre typhoïde. — Laparotomie et guérison.* (Cardi. Clinica moderna. VII, n° 17, p. 137.)

Lucia P., âgée de 13 ans, entre à l'hôpital le 26 décembre 1900 au quinzième jour de la maladie. Elle présente alors tous les symptômes d'une typhoïde à la période d'état : la fièvre oscille entre 39 et 40. Tuméfaction de la rate ; taches rosées lenticulaires, météorisme, gargouillement, diarrhée, délire.

Jusqu'au 17 janvier, trente-septième jour de la maladie,

la fillette n'eut ni complications ni accidents. Pour la première fois, elle arriva à l'apyrexie. Les autres phénomènes morbides allèrent insensiblement en s'effaçant.

Le 4 février, la fièvre remonta et successivement le cadre d'une rechute de la typhoïde se compléta : fièvre élevée, fréquence et petitesse du pouls (120), notable agitation psychique.

Le 16 février, au matin, la température qui, le jour précédent, avait présenté une rémission matinale de 37°, tomba rapidement à 39°6. Peu après survint une douleur abdominale violente que la fillette ne put localiser qu'à la moitié inférieure de l'abdomen. Extrême fréquence du pouls (140). Trois heures après, la douleur se calme, la température remonte à 39°3, le pouls descendit à 128, la malade était plus calme. Pas de défense musculaire.

L'après-midi du même jour, l'abdomen qui n'était pas tuméfié, devint très douloureux à la pression, il n'y eut ni vomissement ni hoquet. L'existence d'une perforation me parut bien probable, mais j'attendis l'apparition d'un autre signe pour affirmer le diagnostic.

Le 18 février, l'état de la fillette pouvait être considéré comme désespéré : le pouls était très fréquent avec quelques intermittences ; je décidai de confier la malade au Dr Vincini, chirurgien, afin qu'une laparotomie fût pratiquée. L'opération eut lieu, le matin même, 18 heures après que la perforation s'était établie. La température marquait 39°6 et le pouls 130 filiforme.

Sous une anesthésie légère, les parois abdominales furent incisées. Dès que la cavité péritonéale fut ouverte, il s'écoula une petite quantité de liquide trouble. Il y avait une péritonite diffuse. Les anses intestinales, fortement congestionnées, étaient agglutinées entre elles par un exsudat abondant, surtout près du cæcum et de la partie terminale de l'intestin grêle.

La perforation fut facilement trouvée : elle reposait sur

une plaque de Peyer, à 10 centimètres environ de la valvule iléo-cœcale, et laissait s'écouler le contenu intestinal.

Occlusion complète de la perforation rapidement et solidement, grâce à la résistance qu'offraient aux points de suture les tissus environnants.

Inspection rapide de l'intestin dans la crainte d'une autre perforation.

Toilette scrupuleuse du péritoine. Suture partielle de la plaie abdominale après avoir installé dans la cavité péritonéale une mèche de gaze.

Les suites opératoires furent des plus favorables.

Dès le lendemain, 19 février, la fièvre cessa complètement ; la rate reprit, en peu de jours, son volume normal, les fonctions de l'intestin se rétablirent. Un mois et demi après l'opération, la plaie abdominale était complètement cicatrisée. La fillette reprend l'alimentation solide, qu'elle supporte sans troubles ; les selles sont régulières ; le pouls à 95.

Obs. 65. — *Abcès typhoïdique, Ponction. Fistule. Guérison.*
(Obligeamment communiquée par le docteur Mauclaire).

Homme, 42 ans.

Début de la maladie : 20 septembre. Céphalalgie, épistaxis, fièvre élevée, insomnie, anorexie.

On institue le traitement par les bains froids.

La maladie suit son cours sans complications jusqu'au 30 octobre.

Ce jour-là, on constate dans la région lombaire gauche, exactement au-dessous de la dernière côte, une tuméfaction de la grosseur d'une orange.

Le lendemain, on ponctionne la tumeur ; on donne issue à une petite quantité de liquide purulent fétide ; on ne constate pas, cependant. de matières fécales dans le liquide.

La température oscille entre 38 et 39°.

Elle remonte cependant ensuite à 39°5.

Devant la persistance de l'écoulement, on pratique une incision verticale qui permet l'issue d'une grande quantité de pus fétide (un litre environ). Pas de matières fécales.

A travers les lèvres de l'incision, on pratique le toucher. Pas de côte dénudée. Étant donnée la profondeur de l'abcès, on pense à un abcès périnéphrétique. Cependant on a, au fond de la cavité, eu la sensation nette d'un paquet d'anses intestinales accolées entre elles.

Deux jours après, apparaissent des matières fécales dans le pus.

Guérison à partir de ce moment, sans accidents, progressivement, complète le 15 décembre.

Il s'agissait donc, probablement, d'abcès profond *para-intestinal* d'origine typhique, qui, grâce à des adhérences précoces, put être évacué spontanément sans occasionner de phénomènes péritonéaux.

CONCLUSIONS

I. — Le pronostic de la perforation intestinale survenant au cours de la fièvre typhoïde est des plus sombres quand cette complication n'est combattue que par une thérapeutique médicale. Les moyens chirurgicaux peuvent, seuls, être efficaces.

II. — Il faut que l'intervention soit décidée rapidement dès qu'on a constaté les débuts de la péritonite consécutive. Passé 18 heures, après l'infection péritonéale, les succès sont rares.

III. — La constatation d'une douleur abdominale brusque et vive; — des modifications également très soudaines du facies et du pouls; — enfin de la rigidité défensive des muscles de l'abdomen, permettra de poser le diagnostic et de se préparer pour intervenir rapidement.

IV. — L'intervention à l'anesthésie locale ou générale sera courte, grâce à la connaissance approximative du siège de la lésion; celle-ci sera suturée à la Lembert à points séparés.

V. — Quand il s'agit de péritonite diffuse, le lavage de la cavité abdominale n'est point de rigueur, le drainage, seul ou combiné au nettoyage, paraît donner d'aussi bons résultats.

VI. — *Statistique :*

En France, 8 cas opérés donnent 8 guérisons.
A l'étranger, 46 cas opérés donnent 16 guérisons.

BIBLIOGRAPHIE

ACHMOTÉZ. *Péritonite par perforation chez un typhique guérie par le traitement médial.* Gaz. méd. d'Orient et de Constantinople, 1901, XLVI, 595.

ATVRAY. *Traitement chirurgical des perforations intestinales au cours de la fièvre typhoïde.* Bullet. et mém. de la Soc. anat. de Paris, 1901, III, 65.

BARBE. *Perforation de l'intestin grêle.* Thèse de Paris, 1895.

BERG. *Cas de fièvre typhoïde ambulatoire avec perforation intestinale.* New-York Medical Record, 1901, LIX, 441.

BESSAUNE. *Article : Sang.* Diagnostic médical de Debove et Achard.

BOINET. *Archives générales de Médecine,* 1889.

BRADSHAW. *Laparotomie pour perforation au cours de la fièvre typhoïde.* British Medical Journal, 1901, 1572.

BRIGGS. *Laparotomie pour perforation au cours de la fièvre typhoïde.* American Journ. of the medical Sciences, janv. 1902.

BARSOTTE. *Cure chirurgicale de la péritonite par perforation.* Munchener medicinische Wochenschrift, 1901, XXXIX.

CANOL. *Péritonite par perforation dans la fièvre typhoïde.* Clinica moderna, Pisa 1901, VII, 137.

CATENASI. *Contribution à la cure de la péritonite chirurgicale.* Archive ital. de Gyn., Naples 1901, IV, 138.

CHANTEMESSE. *Article fièvre typhoïde.* Traité de Médecine Charcot-Brissaud.

CHEVALIER. *Laparotomie pour perforation de l'intestin au cours de la fièvre typhoïde.* Bullet. et mém. de la Soc. de Chirurgie de Paris, 1902, Juin.

CHASMELES. *Intervention dans péritonite généralisée.* Bullet. de la Soc. de Chirurgie de Lyon, 1900, II, 270.

Cushing. *Sur la laparotomie exploratrice précoce dans la perforation intestinale au cours de la fièvre typhoïde.* Archives générales de Médecine. 1901, V. 14.

— *Prompte intervention chirurgicale pour la perforation de l'intestin dans la fièvre typhoïde.* Annals of Surgery, Philadelphie 1901, XXXIII. 544.

Cutlen et Elliot. *Perforation d'un ulcère typhique sans extravasation fécale.* New-York medical Record, LVIII. 1900. 968.

G. Davis. *Perforation intestinale dans la fièvre typhoïde au point de vue opératoire.* Univ. Medicine Magazine Philadelphie, 1900, XIII. 171.

R. Davis. *Perforation dans la fièvre typhoïde.* American Medicine. 1902. Janv.

Paul Delbet. *Considérations sur le traitement des péritonites.* Gaz. des Hôpitaux, 1900. 1127.

Dieulafoy. *Intervention chirurgicale dans les péritonites de la fièvre typhoïde.* Bullet. de l'Académie de Médecine, octobre 1896, XXXIV.

— *Manuel de Pathologie interne.*

Ferrier. *Diagnostic de la perforation intestinale typhique.* Bulletins et mémoires de la Soc. médicale des hôpitaux de Paris, 1901, XVIII. 104.

Fisser. *Traitement chirurgical d'une perforation intestinale typhique.* Johns Hopkins Hospitals Reports, Baltimore, 1900, VIII. 155.

Fitze. *Intervention dans la perforation typhique.* Transactions of the Association of Amerc. physic., 1891, VI.

Giudux. *Cure chirurgicale des péritonites.* Berliner Klinische Wochenschr., 1901. 35.

Guinard. *Chirurgie du péritoine.* Traité de Chirurgie, Le Dentu et Delbet.

Hartmann. Bullet. de la Soc. de Chirurgie. 1901.

Herston. *Laparotomie pour perforation intestinale.* The Lancet. 1900, I.

Hamilton. *Laparotomie pour perforation.* Montréal medical Journ. 1901, XXX. 93.

Jaccoud. *Défervescences brusques de la fièvre typhoïde.* Leçons de clinique médicale. 1896.

JALAGUIER. Traité de Chirurgie, Duplay-Reclus.

JONES. Cas de guérison d'un cas de perforation au cours de la fièvre
typhoïde. Annals of Surgery, 1901, Juillet.

JUSQUA. Thèse de Paris, 1901.

LECOSTE. Opération pour perforation intestinale : Stade préperforatif. Annals of Surgery, 1901, XXXIII, 645.

LEGUEN. Perforation intestinale. Bullet. et mém. Soc. de Chirurgie
de Paris, 1900, XXVI, 1156.

LEJARS. Perforation typhique. Ibidem.

LERENOULLET. Traitement des perforations intestinales. Acad. de
Médecine, 1896, nov.

LOISON. Traitement chirurgical de la péritonite consécutive à la perforation intestinale typhique. Bullet. Soc. de Chirurgie, Paris,
1900, XXVI, 1077.

— Péritonite suppurée diffuse. Revue de Chirurgie, 1901, 2, 177.

MANOT et VIGNARD. Perforation intestinale au cours de la fièvre typhoïde. Gazette médicale de Nantes, 1901, I, 1079.

MARSDEN. Perforation intestinale au cours de fièvre typhoïde. Lancet, 1900, I, 1800.

MAUGER. Thèse de Paris, 1900.

MOXON et VANVERTS. Revue de Chirurgie, 1899, XVII, 169.

OSLER. Étude des symptômes de la perforation intestinale. Lancet,
1901, I, 388.

PLATT. Perforations intestinales. Lancet, 1899, I, 50.

POISSON et ARANY. Péritonite par perforation chez un typhoïdique.
Gazette médicale de Nantes, 1901, XIX, 85.

REMLINGER. Traitement médical de la perforation intestinale. Gazette médicale de Constantinople, 1901, XLVI, 595.

RICHARDSON. Diagnostic de l'appendicite aiguë et de quelques cas
atypiques de fièvre typhoïde. Boston medic. and Surg. Journal,
1902.

ROGER. Insuffisance hépatique. Presse médicale, 1900.

ROPER. Quand faut-il opérer une péritonite consécutive à la perforation? Lancet, 1901, I, 1129.

RUSSELL. Leucocytose et perforation typhique. Boston medical and
Surgical Journal, 1901, 144.

TAYLOR. Perforation intestinale et son traitement. Dublin Journ.
M. Sc., 1901, III, 1.

— *Relation de deux cas de perforations intestinales traitées par la laparotomie.* Transactions of the College of Physicians, Philadelphie, 1899.

Trousot. Traité de médecine et de thérapeutique.

SOCIÉTÉ D'IMPRESSIONS, SENS-PARIS

www.ingramcontent.com/pod-product-compliance
Ingram Content Group UK Ltd.
Pitfield, Milton Keynes, MK11 3LW, UK
UKHW020905120726
13693UKWH00003B/906